E. Biesinger · H. Iro (Hrsg.)

HNO Praxis heute 23

Springer-Verlag Berlin Heidelberg GmbH

Eberhard Biesinger
Heinrich Iro (Hrsg.)

HNO Praxis heute 23

Schwerpunkt Halswirbelsäule

Mit 82 Abbildungen
und 8 Tabellen

Unter Mitarbeit von
A. Badke, H. Belzl, J. Büntzel, A. Ernst, K.-J. Himmer, O. Micke,
W.L. Neuhuber, R.O. Seidl, I. Todt, P. van den Berg

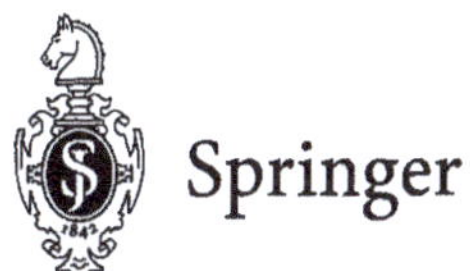

Springer

Dr. med. Eberhard Biesinger
Maxplatz 5
83278 Traunstein

Prof. Dr. med. Heinrich Iro
Universitäts-HNO-Klinik
Waldstr. 1
91054 Erlangen

ISSN 0173-9859
ISBN 978-3-642-63920-3 ISBN 978-3-642-59287-4 (eBook)
DOI 10.1007/978-3-642-59287-4

Bibliografische Information Der Deutschen Bibliothek
Die Deutsche Bibliothek verzeichnet diese Publikation in der Deutschen Nationalbibliografie; detaillierte bibliografische Daten sind im Internet über <http://dnb.ddb.de> abrufbar.

Springer-Verlag Berlin Heidelberg New York
ein Unternehmen der BertelsmannSpringer Science+Business Media GmbH

http://www.springer.de/medizin

Softcover reprint of the hardcover 1st edition 2004

Herstellung: PRO EDIT GmbH, Heidelberg
Umschlaggestaltung: deblik Berlin
Layout: deblik Berlin
Satz: K + V Fotosatz, Beerfelden

Gedruckt auf säurefreiem Papier 106/3160/göh – 5 4 3 2 1 0

Vorwort

Liebe Leserin, lieber Leser,

die vorliegende 23. Ausgabe soll sich mit dem Schwerpunktthema »Halswirbelsäule« beschäftigen. Dieses Thema war zum Teil bereits Inhalt in der Ausgabe Nr. 9 der »HNO-Praxis heute«, wo die Bedeutung der HWS bei verschiedenen HNO-ärztlichen Krankheitsbildern diskutiert wurde.

Die aktuellen Artikel ergänzen und vertiefen diese Ausführungen von damals in vielerlei Hinsicht:

Die Ausführungen von Neuhuber zeigen die neuro-anatomischen Grundlagen unserer in der alltäglichen Praxis beobachteten Phänomene HWS-bedingter Symptome. Er zeigt damit auch den naturwissenschaftlichen Beweis für das Vorhandensein von nervalen Strukturen, die zwischen Peripherie, das heißt in HWS-Segmenten und den Zentren, also den Kerngebieten »unseres« Faches funktionell und pathophysiologisch aktiv sind.

Naturgemäß ist der HNO-Arzt in diesem sich überlappenden Feld auf die Zusammenarbeit von Neurologen und insbesondere auch Orthopäden und Physiotherapeuten angewiesen. Deshalb werden die Prinzipien der orthopädischen Diagnostik und Behandlung sowie der radiologischen Überlegungen und die Prinzipien einer modernen Physiotherapie und deren Verordnungsmöglichkeit dargelegt. Eine Besonderheit betrifft das Management von HWS-Distorsionstraumen.

Schließlich verweist Micke in seinem Aufsatz darauf, dass die Strahlentherapie nicht nur für maligne Tumoren zuständig ist, sondern zum Beispiel hervorragende Wirkung bei arthrotisch bedingten Schmerzen haben kann: Eine therapeutische Maßnahme, die im Alltag zu wenig Beachtung findet.

Die funktionelle und morphologische Pathophysiologie der oberen drei Halswirbelsäulensegmente zeigt ihre Symptomatik in unserem Fachgebiet.

Dies ist der Grund, weshalb »die HWS« Bestandteil der Weiterbildung der Hals-Nasen-Ohrenärztinnen und -ärzte ist. Der vorliegende 23. Band erfüllt daher mit diesem Schwerpunktthema eine wichtige Fortbildungsfunktion.

Dr. med. Eberhard Biesinger, Professor Dr. med. Heinrich Iro
Traunstein/Erlangen im Sommer 2003

Inhaltsverzeichnis

Autorenverzeichnis

Badke, A., Dr. med.
Abteilung für Querschnittgelähmte,
Orthopädie und Rehabilitationsmedizin
BG-Unfallklinik Tübingen
Schnarrenbergstr. 95
72076 Tübingen

Belzl, H.
Schule für Physiotherapie
BG-Unfallklinik Tübingen
Schnarrenbergstr. 95
72074 Tübingen

van den Berg, P.
Reha-Zentrum Chiemgau GmbH
Wasserburgerstrasse 29
83278 Traunstein

Biesinger, E., Dr. med.
Maxplatz 5
83278 Traunstein

Büntzel, J., Dr. med.
Südharz-Krankenhaus Nordhausen gGmbH
Dr.-Robert-Koch-Str. 39
99734 Nordhausen

Ernst, A., Prof. Dr. med.
HNO-Klinik
Unfallkrankenhaus Berlin
Warener Str. 7
12683 Berlin

Himmer, K.-J., Dr. med.
Jahnstr. 38
83278 Traunstein

Iro, H., Prof. Dr. med.
Universitäts-HNO-Klinik
Waldstr. 1
91054 Erlangen

Micke, O., Dr. med.
Klinik und Poliklinik für Strahlentherapie
und Radioonkologie
Universitätsklinikum Münster
Albert-Schweitzer-Straße 33
48149 Münster

Neuhuber, W.L., Prof. Dr. med.
Anatomisches Institut
Universität Erlangen-Nürnberg
Krankenhausstraße 9
91054 Erlangen

Seidl, R.O. Dr. med.
HNO-Klinik
Unfallkrankenhaus Berlin
Warener Str. 7
12683 Berlin

Todt, I.
HNO-Klinik
Unfallkrankenhaus Berlin
Warener Str. 7
12683 Berlin

1

Besonderheiten der Innervation des Kopf-Hals-Bereichs

W.L. Neuhuber

1.1 Einleitung

Der Kopf-Hals-Bereich mit dem kraniozervikalen Übergang zieht wegen seiner phylogenetischen [71], embryologischen [13], biomechanischen [57, 62], sensomotorischen [7] und orthopädisch-traumatologischen [39] Besonderheiten immer wieder das Interesse von Klinikern und Theoretikern auf sich. Der Neuroanatom reiht sich in diesen Kreis gern ein, liefert doch die detaillierte Kenntnis der Innervation nicht selten neue Denkansätze, die ein organbezogenes Problem einer Lösung näher bringen.

Der propriozeptiven Innervation der Nackenmuskulatur kommt die Rolle zu, die Kopf-zu-Körper-Stellung zu registrieren [26, 48]. Sie ist somit essentiell für die Kontrolle von Kopf- und Augenbewegungen und die Aufrechterhaltung der Balance, aber auch für unsere Orientierung im Raum [40, 73]. Die Nackenmuskulatur muss jedoch auch im Kontext mit prävertebraler, supra- und infrahyoidaler Muskulatur und Kaumuskulatur [62], aber auch Zungen-. Schlund- und Kehlkopfmuskulatur gesehen werden. So soll im Folgenden versucht werden, neben einem Überblick über die efferente und afferente Innervation des kraniozervikalen Übergangs Besonderheiten herauszuarbeiten, die bei der Suche nach pathogenetischem Verständnis und therapeutischen Möglichkeiten hilfreich sein können.

1.2 Periphere Nerven

Im Kopf-Hals-Übergangsbereich treffen die Innervationsgebiete von Hirn- und Spinalnerven aufeinander.

Wichtig

Da Wirbelgelenke generell von zwei benachbarten Spinalnerven innerviert werden, führt der Spinalnerv C2 Afferenzen aus den Gelenken O/C1, C1/C2 und C2/C3.

Im Bereich des äußeren Ohres beteiligen sich zusätzlich der N. facialis und der N. vagus an der Hautinnervation. Der erste Spinalnerv verfügt selbst über keinen oder nur einen sehr kleinen sensorischen Anteil, der die Innervation der Dura im Bereich des Foramen magnum übernimmt. Das impliziert, dass die Zellkörper propriozeptiver und nichtpropriozeptiver Muskel- und Gelenkafferenzen aus dem Bereich von O/C1 im **Spinalganglion C2** sitzen, wohingegen die motorische Innervation der entsprechenden Muskeln über den N. suboccipitalis (dorsaler Ast aus C1) und ventrale Äste aus C1 (für Mm. recti capitis anterior et lateralis) erfolgt. Afferenzen aus subokzipitalen Muskeln verlaufen im N. suboccipitalis und ziehen über eine Anastomose [38], die sich um den M. obliquus capitis inferior schlingt, zum N. occipitalis major (C2), um letztlich über die Hinterwurzel C2 ins Rückenmark einzutreten.

Wichtig

Die Kinn-Ohr-Scheitellinie trennt das Trigeminusareal von jenem des N. occipitalis major (dorsaler Ast aus C2) und dem der Hautäste des Plexus cervicalis (C2–C4).

Auch der N. hypoglossus, bei dem ein Spinalganglion zwar angelegt wird, aber während der Entwicklung wieder verschwindet, führt in seinem peripheren Verlauf afferente Fasern, die nicht zuletzt aus Muskelspindeln der Zunge und des M. geniohyoideus [36, 50] stammen. Diese Hypoglossusafferenzen gelangen über die Radix superior der Ansa cervicalis profunda und die Hinterwurzeln C2 und C3 ins Rückenmark und über den N. vagus in den Hirnstamm.

Nicht nur Strukturen des zervikalen Bewegungsapparats, auch die Dura wird innerviert, und zwar sowohl sensibel als auch vegetativ. In der hinteren Schädelgrube übernimmt der N. vagus über den Ramus meningeus posterior diese Aufgabe, während die zervikale Dura über die Rami meningei der jeweiligen Spinalnerven versorgt wird. Besonders dicht ist diese durale Innervation in den »Trichtern«, durch die Hirn- und Spinalnervenwurzeln austreten [75]. Durch diese Duratrichter fließt übrigens ein beträchtlicher Teil des Liquor cerebrospinalis ab und an dieser Stelle tritt auch das zentralnervöse Liquorkompartiment mit dem Lymphgefäßsystem in Verbindung [11, 75].

1.3 Autonome Innervation: Muskulatur, Gelenke, Dura, Haut

Skelettmuskulatur, Gelenke, Bänder, Dura und Haut des Kopf-Hals-Bereichs werden, wie im übrigen Körper, vom sympathischen Nervensystem versorgt, wobei die postganglionären Neurone in den Halsganglien des Grenzstrangs zu finden sind. Als Zielorgane der postganglionären sympathischen Neurone stehen die Blutgefäße (adrenerg), in der Haut auch Schweißdrüsen (cholinerg) und die glatten Mm. arrectores pilorum (adrenerg) im Vordergrund. Ob sympathische Neurone darüber hinaus noch andere Funktionen, etwa »trophische« auf Bindegewebsstrukturen ausüben, wird vermutet, ist jedoch unklar. Blutgefäße in der eigentlichen Kopfmuskulatur (mimische Muskulatur und Kaumuskeln) sowie in Kopf- und Halseingeweiden (Zunge, Schlund, Kehlkopf, Speiseröhre) erhalten zusätzlich eine parasympathische vasodilatatorische Innervation aus verschiedenen autonomen Kopfganglien (Ggl. pterygopalatinum, Ggl. submandibulare, Ggl. oticum), sowie aus in den Organen selbst verstreut liegenden Mikroganglien. Als Transmitter verwenden diese Nervenzellen **Azetylcholin**, vor allem aber **Stickoxid** (NO) und **vasoaktives intestinales Peptid** (VIP). Auch die Kopf- und Gesichtshaut sowie vermutlich auch Gelenk- und Bandstrukturen (z. B. Kiefergelenk) verfügen über eine solche sympathisch-parasympathisch autonome Doppelinnervation [76].

1.4 Muskeln des kraniozervikalen Übergangs und ihre Innervation

Die Muskulatur dieser Region lässt sich in eine oberflächliche und tiefe Schicht sowie in epaxiale und hypaxiale Gruppen gliedern. Die tiefe Schicht der epaxialen Muskulatur ist identisch mit der autochthonen Nackenmuskulatur. Darüber hinaus lässt sich eine allfällige Verbindung mit dem Gliedmaßenskelett oder das Fehlen einer solchen systematisierend verwerten (appendikuläre bzw. paraxiale Halsmuskulatur).

Wirken auch oberflächliche Muskeln wie der M. trapezius, M. sternocleidomastoideus, M. splenius capitis und M. semispinalis capitis auf die Kopfgelenke, so richtet sich das Augenmerk doch vor allem auf die subokzipitalen Muskeln. Sie spannen sich zwischen Axis, Atlas und Hinterhaupt aus und sind aufgrund ihres Verlaufs zur Rotation im Atlantoaxialgelenk (M. obliquus capitis inferior, genannt »Rotator atlantis«, M. rectus capitis major, genannt »Rotator capitis« der manualmedizinischen Literatur), sowie zur Rück- und geringen Seitneigung im Atlantookzipitalgelenk (Mm. recti capitis major et minor, M. obliquus capitis superior, M. rectus capitis lateralis, wobei Letzterer nicht mehr zur Gruppe der autochthonen Nackenmuskeln gehört) und Seitneigung im Atlantoaxialgelenk (M. intertransversarius) befähigt. Die ventral gelegenen M. rectus capitis anterior und M. longus capitis neigen im Atlantookzipital- und -axialgelenk nach vorne, wobei bei einseitiger Innervation eine Lateralflexion mit rotatorischer Komponente resultiert. Der M. longus colli verklammert, fächerartig vom Tuberculum anterius des 6. Halswirbelquerfortsatzes ausstrahlend, mit seinen verschiedenen Abschnitten kleinere oder größere Gruppen von Halswirbeln.

Wichtig

Nicht zu unterschätzen ist die Rolle der **supra- und infrahyalen Muskeln** beim Kopfvorneigen, die bei dieser Bewegung ein viel größeres Moment aufweisen als die prävertebralen Muskeln. Die andere wichtige Funktion der Zungenbeinmuskulatur liegt in der Verspannung und Höhenverstellung des Larynx und in der Kieferöffnung (Abb. 1.1; [58, 62]).

Doch auch die eigentlichen Kopfmuskeln, Kaumuskulatur, mimische Muskulatur und Zungenmuskulatur, sowie die Kopf- und Halseingeweidemuskulatur (Pharynx und Larynx) dürfen bei einer Betrachtung der funktionellen Anatomie des rostralen Körperabschnitts nicht außer Acht gelassen werden. Insbesondere bei den Kaubewegungen mit ihrer arthrologischen und biomechanischen Komplexität werden Kau-, Zungenbein- und Nackenmuskeln zu Muskelschlingen zusammengeschlossen, Kopf- und Kiefergelenke in gegenseitiger Abhängigkeit ausbalanciert [18, 62]. Zum Öffnen und Schließen des Mundes müssen die Kopfgelenke durch die tonische Wirkung der Nackenmuskulatur stabilisiert werden, damit die Zungenbeinmuskeln den Widerstand der Kaumuskeln, und umgekehrt, überwinden können und stattdessen nicht ein Vorneigen des Kopfes resultiert. Aber auch eine phasische Aktion der Nackenmuskeln im Sinne eines Rückneigen des Kopfes, somit eines Hebens des Oberkiefers, kann zusammen mit dem Senken des Unterkiefers zum Öffnen des Mundes kombiniert werden [62].

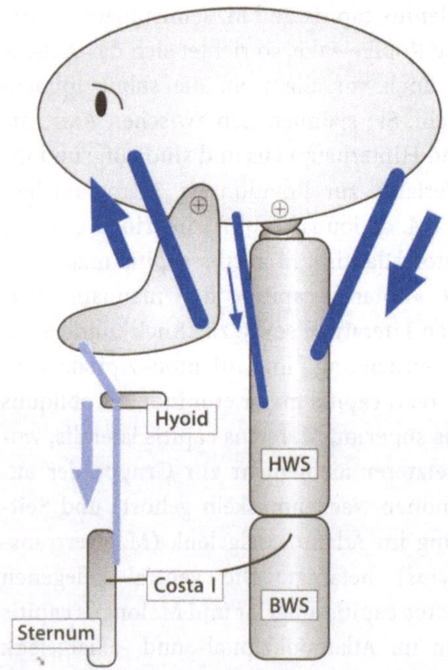

Abb. 1.1. Schema des Zusammenspiels von Nacken-, Kau- und Zungenbeinmuskeln. Sollen Bewegungen im Kiefergelenk (Mund öffnen und schließen) bei ruhiger Kopfhaltung erfolgen, ist eine Stabilisierung in den Kopfgelenken durch kompensatorische Anspannung der Nackenmuskulatur nötig. Andererseits erfordert eine Reklination des Kopfes die gleichzeitige Aktivierung der Kaumuskeln, soll der Mund dabei geschlossen bleiben. (Mod. nach Sicher u. DuBrul in [62]. Aus [31]: Kap. II, Abb. 2)

Wichtig

Diese muskuläre Koordination wird durch die Vermittlung trigeminaler Spindelafferenzen aus Kaumuskeln [15], die wiederum die Dynamik des Kiefergelenks reflektieren, und Afferenzen aus Sensoren des Zahnhalteapparats [77] an den motorischen Apparat des zervikalen Rückenmarks ermöglicht, sowie durch koordinierende zentrale Programme [69, 74].

Untersuchungen mit neuronalen Tracing-Techniken haben gezeigt, dass die Lage der jeweiligen Motoneuronpools im Vorderhorn des zervikalen Rückenmarks die Lage der Muskulatur widerspiegelt: Motoneurone für paraxiale Muskulatur liegen medial von jenen für appendikuläre Muskulatur, Neurone zur Innervation epaxialer Muskeln liegen oberflächlich zu jenen für hypaxiale Muskeln [37]. Die Motoneurone für den M. trapezius und M. sternocleidomastoideus liegen zentral im Vorderhorn des Halsmarks und bilden mit ihren Axonen, die lateral aus dem Rückenmark austreten, die Radix spinalis nervi accessorii. Die Motoneurone für Kaumuskulatur, mimische Muskulatur,

Pharynx- und Larynx- sowie Zungenmuskulatur liegen in den motorischen Kernen des V., VII., IX., X. und XII. Hirnnerven, jeweils in somatotopischer Anordnung [46].

Die Lage der spinalen Motoneurone impliziert bis zu einem gewissen Grade ihre Zugänglichkeit für deszendierende Bahnen. Medial liegende Motoneurone zur Innervation paraxialer Muskulatur befinden sich im Terminationsfeld vor allem der medialen deszendierenden Trakte (Tractus corticospinalis medialis, Tractus reticulospinalis, Tractus interstitiospinalis, Tractus tectospinalis, Tractus vestibulospinalis), und beide, Motoneurone und absteigende mediale Bahnen, sind in erster Linie mit Orientierungsbewegungen zur Koordination von Rumpf-, Kopf- und Augenstellung befasst. Laterale deszendierende Bahnen, insbesondere der Rubro- und laterale Kortikospinaltrakt, endigen vor allem in Motoneuronpools zur Innervation distaler Extremitätenmuskulatur [23].

Die Motoneurone der Hirnnerven V, VII, IX, X und XII werden vor allem von Prämotoneuronpools in der kleinzelligen lateralen Formatio reticularis in Medulla oblongata und Brücke innerviert, in denen motorische Programme repräsentiert sind. Darüber hinaus sind Neurone im spinalen Trigeminuskern für Trigeminus-, Fazialis- und Hypoglossus-, sowie Neurone des Solitariuskerns für Glossopharyngeus- und Vagusmotoneurone als unmittelbare Prämotoneurone zu nennen. Neokortikale und limbische Einflüsse erreichen Hirnnervenmotoneurone über die genannten Prämotoneurone oder über direkte absteigende Projektionen [46].

1.5 Afferente Innervation: Muskulatur, Gelenke, Dura, Haut

Sowohl die Haut als auch der Bewegungsapparat der Kopf-Hals-Region werden, wie in anderen Körperabschnitten auch, vom vollen Repertoire primärafferenter Neurone versorgt, von primären Muskelspindelafferenzen höchster Leitungsgeschwindigkeit (Ia) bis zu marklosen, langsam leitenden polymodalen Chemonozizeptoren (C/IV). Unter den C-Fasern finden sich auch viele sogenannte »stumme« Nozizeptoren, die erst im Rahmen von Entzündungen erregbar werden [44, 61]. (Die Klassifikation I–IV nach Lloyd bezieht sich speziell auf Muskelafferenzen, während die A/B/C-Einteilung nach Erlanger und Gasser allgemein anwendbar ist.) Die Dura wird von dünnen Afferenzen (Aδ- und C-Fasern) innerviert, die Tachykinine (z.B. Substanz P) und »calcitonin gene-related peptide« (CGRP) enthalten und im Sinne einer lokal-effektorischen Funktion auch freisetzen können [75]. Untersuchungen am Menschen [70] und an Katzen [59] konnten zeigen, dass subokzipitale und andere Muskeln des kraniozervikalen Übergangs, z.B. der M. longissimus capitis, eine hohe Dichte (Zahl pro Gramm Muskelgewicht) an Muskelspindeln aufweisen. Auch andere Mechanosensoren wie z.B. Lamellenkörperchen fanden sich sowohl in Muskeln als auch in Gelenken und Bändern. Allerdings besitzen auch andere Muskeln, wie z.B. der M. abductor pollicis brevis oder der M. interosseus dorsalis pedis II Muskelspindeln in hoher Dichte [70], und propriozeptive Information aus Extremitäten, sowohl distal als auch proximal, ist ebenso präzise wie die vom kraniozervikalen Übergang [65]. Auch konnte jüngst gezeigt werden, dass sich auch unter den Nackenmuskeln solche mit geringer Spindeldichte finden, wie z.B. der M. multifidus cervicis, während ventrale Halsmuskeln wie der M. longus colli eine hohe Spindeldichte aufweisen [10].

Wichtig

Nichtsdestoweniger kommt den Halspropriozeptoren eine wesentliche Rolle bei der Kontrolle der Kopf-, Körper-, Extremitäten- und Augenstellung zu, und insbesondere bei langsamen Kopfbewegungen sind sie dem Vestibularapparat bei der Detektion von Kopfbewegung und -stellung überlegen [65].

Für die »Berechnung« der Kopf-zu-Rumpf-Stellung sind sie von fundamentaler Bedeutung [26]. Nach vorherrschender Ansicht sind es die muskulären Propriosensoren, insbesondere die Muskelspindeln, von denen die wesentlichen Informationen über die Gelenksstellung kommen. Dies geht aus psychophysischen Studien an Extremitätengelenken hervor [21]. Es darf angenommen werden, dass dies im Kopf-Hals-Bereich nicht anders ist [17]. Gelenksensoren sprechen eher auf endgradige Bewegungen an, vor allem im »schmerzhaften« Bereich [57].

Dicke wie auch dünne spinale Afferenzen teilen sich nach ihrem Eintritt ins Rückenmark T-förmig. Der rostrokaudale Verlauf dicker Fasern ist in der Regel viel länger als der dünner Fasern. Aδ- und C-Fasern überbrücken meist nur wenige Segmente, während dicke zervikale Afferenzen weit ins Thorakalmark ab- und bis zur kaudalen Brücke aufsteigen [51, 55].

Wichtig

Kerngebiete des Hirnstamms werden somit direkt nur von dicken Afferenzen erreicht. Information aus dünnen Afferenzen gelangt erst nach Umschaltung auf spinale Hinterhornneurone dorthin.

Andererseits reichen die Endigungsgebiete primärer Hirnnervenafferenzen, insbesondere jener des N. trigeminus [55] und N. vagus [20], weit ins zervikale Rückenmark.

Wichtig

Dadurch ergeben sich enorme Möglichkeiten der Interaktion im Sinne einer Konvergenz von Primärafferenzen zervikaler Segmente mit jenen von Hirnnerven an sekundären Neuronen, die wiederum Ausgangspunkte für lokale Reflexverschaltungen sowie auf- und absteigende Bahnen darstellen [20, 63].

Die folgenden Ergebnisse stammen zwar aus experimentellen Untersuchungen mit neuronalen Markierungsmethoden, zum Teil an elektrophysiologisch identifizierten Afferenzen, bei verschiedenen nichthumanen Spezies (Ratte, Meerschweinchen, Katze, Rhesus), aufgrund der großen Übereinstimmung untereinander erscheint jedoch ihre Übertragung auf den Menschen gerechtfertigt.

1.5.1 Zentrale Projektionen dicker zervikaler Afferenzen

Rückenmark

Dicke markhaltige, schnell leitende afferente Fasern geben entlang ihres Verlaufs im Hinterstrang des Rückenmarks zahlreiche Kollateralen ab. Deren Verzweigungsmuster korreliert zur Herkunft der Afferenzen aus der Haut bzw. aus Muskeln, Sehnen und Gelenken. Kutane Afferenzen aus rasch- und langsam adaptierenden Mechanosensoren endigen im Zentrum des Hinterhorns, dem so genannten Nucleus proprius, entsprechend den **Rexed-Laminae III–V** (Abb. 1.2).

Propriozeptive Afferenzen hingegen endigen in tieferen Schichten des Rückenmarksgraus, insbesondere auch im Vorderhorn (Abb. 1.2). Dieses auf jeder Höhe des Rückenmarks zu findende generelle Verteilungsmuster konnte für elektrophysiologisch charakterisierte einzelne Ia-Afferenzen aus Nackenmuskeln bei der Katze experimentell verifiziert werden [35]. Diese Befunde wiederum stützen die In-

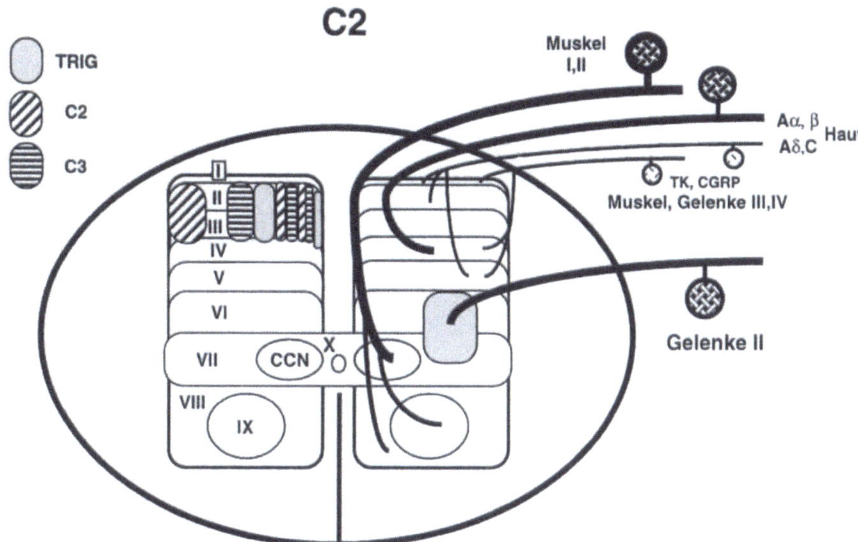

Abb. 1.2. Schematischer Querschnitt durch das Rückenmark auf Höhe von C2. Rechte Abbildungshälfte: Verteilung der Afferenzen aus verschiedenen Komponenten des Bewegungsapparats und der Haut. Linke Abbildungshälfte: Angabe der Rexed-Laminae I–X. In den Laminae II und III sind die Endigungsfelder von Afferenzen der Spinalnerven C2 und 3 sowie des N. trigeminus eingetragen. CCN – Nucleus cervicalis centralis. (Aus [46 a]: Abb. 1)

terpretation von Ergebnissen neuronaler Markierungsexperimente an ganzen Muskelnerven [51].

Ein prominentes Endigungsgebiet für Muskelspindelafferenzen im rostralen Zervikalmark (C1–3) ist der **Nucleus cervicalis centralis** (CCN), ein Kerngebiet beidseits des Zentralkanals (Abb. 1.2; [35, 51]). Er ist Ursprung einer gekreuzten Bahn zum Kleinhirnwurm und zum Vestibulariskernkomplex, vor allem auch zum **Nucleus vestibularis lateralis** (Abb. 1.3; [43, 60]), und empfängt andererseits Information aus den Bogengängen über die Vestibulariskerne [67].

Wichtig

Somit entpuppt er sich als eine wichtige Integrationsstelle labyrinthärer und halspropriozeptiver Daten zur Körperstellung (Übersicht in [52]).

Zur Endigungsverteilung von II-Muskelspindelafferenzen, Ib-Golgi-Sehnenorganafferenzen und II-Gelenksafferenzen aus dem Halsbereich liegen noch keine Studien an identifizierten Einzelfasern vor. Doch kann man aus entsprechenden Untersuchungen im lumbalen Rückenmark schließen, dass diese Afferenzen in ähnlichen Rückenmarksbereichen endigen wie Ia-Afferenzen [14].

Hirnstamm

Zervikale Hautafferenzen, die im Hinterstrang aufsteigen, zielen vor allem auf den Nucleus cuneatus, einem der beiden Hinterstrangkerne, von dem aus über den Lemniscus medialis der ventroposteriore Thalamus erreicht wird, der wiederum zur primärsensorischen Rinde projiziert (Abb. 1.4). Wesentliche Endigungsgebiete stellen auch der spinale Trigeminuskern dar, und zwar vor allem der Subnucleus interpolaris, sowie Teile des Vagus-Solitariuskern-Komplexes [51].

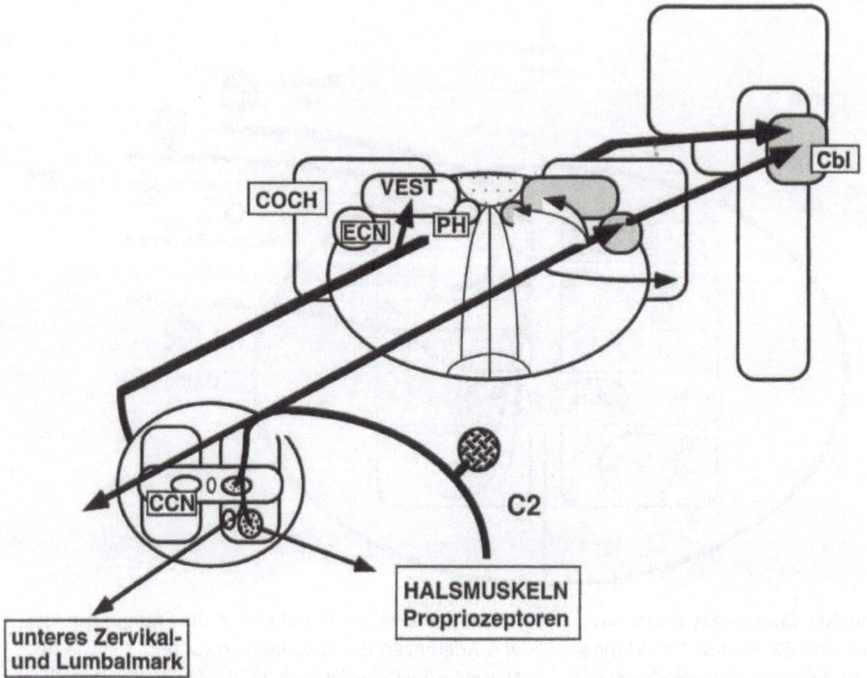

Abb. 1.3. Schema der Verteilung propriozeptiver Afferenzen des Spinalnerven C2 im Zentralnervensystem. Direkte Zielgebiete im Rückenmark sind der Nucleus cervicalis centralis (CCN), die Motoneurone für Halsmuskeln sowie propriospinale Neurone, die zum unteren Zervikal- und Lumbalmark projizieren. Aufsteigend erreichen propriozeptive Afferenzen direkt den Nucleus cuneatus externus (ECN, Relaiskern zum Kleinhirn), die Vestibulariskerne (VEST), den Nucleus praepositus hypoglossi (PH), sowie den ventralen Kochleariskern (COCH). Alle direkten Projektionen sind ipsilateral. Der CCN ist Ausgangspunkt für eine kontralaterale Projektion zum Kleinhirn und auch zu den Vestibulariskernen, so dass zervikale propriozeptive Afferenzen indirekt den kontralateralen Vestibulariskernkomplex erreichen. (Aus [46 a]: Abb. 2)

Propriozeptive Afferenzen endigen zwar auch im Nucleus cuneatus, jedoch viel dichter, somatotopisch geordnet, im ipsilateralen Nucleus cuneatus externus, der lateral und etwas rostral des Nucleus cuneatus liegt (Abb. 1.3, 1.4). Die Nervenzellen dieses Kerns projizieren massiv zum Kleinhirn, und zwar vor allem zum Vorderwurm, demselben Areal, das auch aus dem Nucleus cervicalis centralis Einstrom erhält. Eine separate Zellpopulation sendet ihre Axone zum Thalamus, so dass propriozeptive Afferenzen auch über diese Bahn, neben dem Lemniscus medialis, letztlich den Kortex erreichen. Im Nucleus cuneatus externus fehlen Endigungen von Hautafferenzen (Abb. 1.4).

Von den propriozeptiven Fasern, die zum Nucleus cuneatus externus ziehen, gelangen Kollateralen nach medial, vor allem zum ipsilateralen deszendierenden und medialen Vestibulariskern (Abb. 1.3, 1.4; [4, 51, 55, 56]). Die anderen Vestibulariskerne, der laterale und der superiore, erhalten kaum direkten Einstrom von zervikalen Propriozeptoren, werden allerdings auf indirektem Weg erreicht, insbesondere über den Nucleus cervicalis centralis [43] und vestibuläre Interneurone (Abb. 1.5).

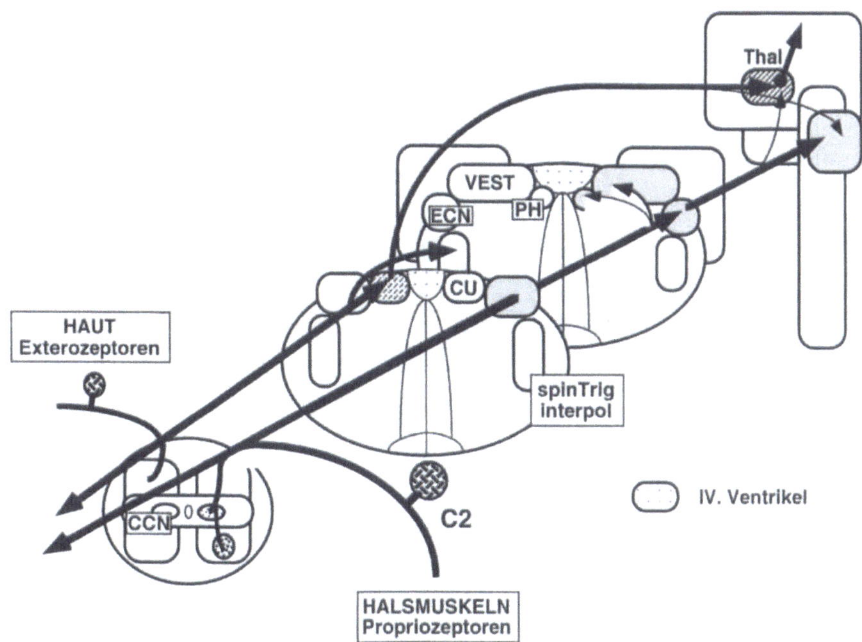

Abb. 1.4. Schematische Gegenüberstellung der Verteilung propriozeptiver und exterozeptiver Afferenzen aus dem Halsbereich im Zentralnervensystem. Während propriozeptive Afferenzen sehr markant über den Nucleus cuneatus externus (ECN) zum Kleinhirn projizieren, werden exterozeptive Afferenzen über den Nucleus cuneatus (CU) zum Thalamus (Thal) und weiter zur Großhirnrinde geleitet. Bemerkenswert ist das Fehlen einer exterozeptiven Projektion zu den Vestibulariskernen (VEST). (Aus [46 a]: Abb. 3)

> **Wichtig**
> An dieser propriozeptiven Projektion zum Vestibulariskernkomplex, direkt und indirekt, zeigt sich am deutlichsten die Besonderheit der Afferenzen der Segmente C2 und C3, also aus dem kraniozervikalen Übergang, da sie aus kaudaleren Segmenten zunehmend spärlicher wird [2, 4, 51].

Aus lumbosakralen Segmenten gelangen überhaupt keine direkten Primärafferenzen und nur spärlich indirekte spinovestibuläre Projektionen zu den Vestibulariskernen [43, 52, 72]. Im Gegensatz dazu projizieren Muskelafferenzen auch kaudaler Zervikal- und rostraler Thorakalsegmente massiv zum Nucleus cuneatus externus und somit zum Kleinhirn. Die Projektion ins Vestibulariskerngebiet ist nur für Muskelafferenzen nachweisbar und fehlt bei Hautafferenzen (Abb. 1.4; [51]).

> **Wichtig**
> Ein bemerkenswertes Ziel zervikaler Afferenzen stellt das Gebiet des ventralen Kochleariskerns dar (Abb. 1.3; [55]).

1.5.2 Zentrale Projektionen dünner zervikaler Afferenzen

Rückenmark

Langsam leitende, dünne markhaltige (Aδ bzw. III) und marklose (C bzw. IV) Afferenzen verlaufen nach ihrem Eintritt ins Rückenmark im Lissauer-Trakt über wenige Segmente rostrokaudal. Endigungsfelder stellen oberflächliche Schichten (Lamina I) und die Basis des Hinterhorns (Lamina V) dar. Afferenzen aus dem Bewegungsapparat unterscheiden sich von Hautafferenzen insofern, als letztere auch in Lamina II, der so genannten Substantia gelatinosa

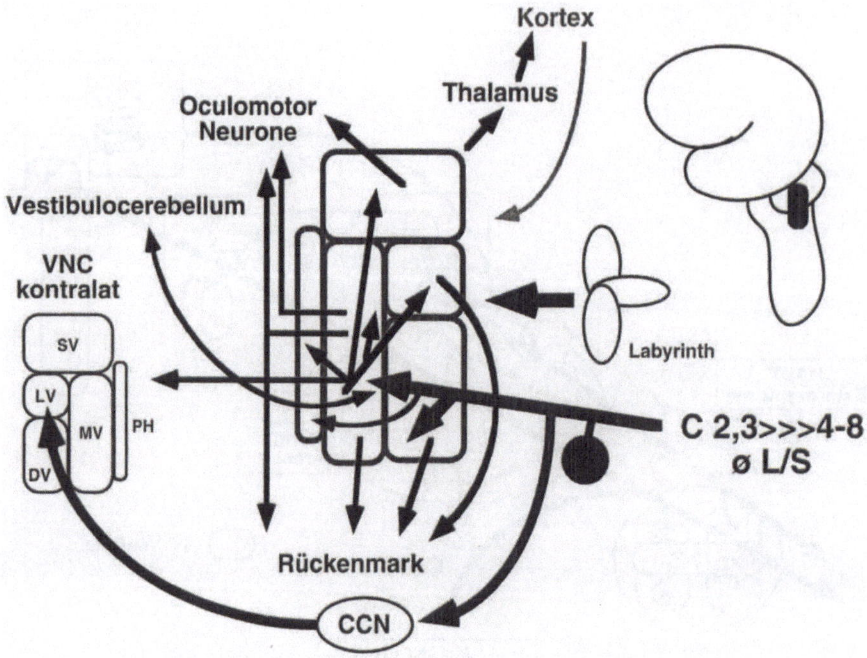

Abb. 1.5. Schema der Verbindungen des Vestibulariskernkomplexes (VNC, in Anlehnung an [12]) im Hinblick auf eintreffende propriozeptive Halsafferenzen. An Vestibulariskernneuronen kommt es nicht nur zur Umschaltung und Weiterleitung propriozeptiver Afferenzen, sondern auch zu deren Konvergenz mit Afferenzen aus dem Labyrinth. SV, LV, MV, DV – Nucleus vestibularis superior, lateralis, medialis, descendens (inferior); PH – Nucleus praepositus hypoglossi; CCN – Nucleus cervicalis centralis. (Aus [46a]: Abb. 4)

endigen. Im oberflächlichen Hinterhorn überlappen sich zervikale und trigeminale Endigungsgebiete ausgiebig (Abb. 1.2; [55, 63]).

Hirnstamm

Informationen, die über diese dünnen Afferenzen geleitet werden, insbesondere nozizeptive Impulse, finden einerseits Eingang in spinale Regelkreise, die oft nicht auf das Eintrittssegment beschränkt bleiben, andererseits werden sie über aufsteigende Bahnen des anterolateralen Systems supraspinalen Gebieten zugeleitet. Der klassische Tractus spinothalamicus endigt nicht nur im ventroposterioren Thalamus, sondern auch in posterioren und intralaminären Kerngebieten, die wiederum nicht zur primärsensorischen Hirnrinde, sondern vor allem auch zum Assoziationskortex projizieren [42]. Kollateralen des Tractus spinothalamicus aber auch direkte spinoretikuläre Bahnen erreichen die Formatio reticularis von Medulla und Brücke [33], von wo vielfältige Verbindungen nicht zuletzt auch zu »diffusen« Aktivierungssystemen wie dem Locus coeruleus oder den Raphe-Kernen bestehen. Über eine spinomesenzephale Bahn wird das zentrale Höhlengrau um den Aquädukt erreicht [33], das intensive Verbindungen mit autonomen Regulationszentren und dem limbischen System unterhält [6].

Ein aufsteigendes System, in dessen Organisation neue neuroanatomische Studien überraschenderweise Unterschiede zwischen zervikalen und thorakolumbalen Afferenzen aufdeckten, ist die Projektion aus dem Rückenmark zu den Parabrachialiskernen in der rostralen Brücke [19]. Es zeigte sich, dass Neurone im zervikalen Hinterhorn wie auch Neurone des spinalen Trigeminuskerns eher zu ventralen Bereichen des Parabrachialkernkomplexes und zum **Kölliker-Kern** projizieren, während Bahnen aus dem Thorakal- und Lumbosakralmark eher zu dorsolateralen Arealen ziehen. Der Kölliker-Kern ist eng eingebunden in kardiopulmonale Reflex- und Regulationsmechanismen, und ventrale Subnuklei des Parabrachialkernkomplexes sind für ihre Projektion zur Amygdala bekannt. Dorsolaterale Kerngebiete projizieren hingegen vor allem zum Hypothalamus. Leider liegen noch zu wenig Daten vor, um etwas über Unterschiede zwischen rostralen und kaudalen Zervikalsegmenten aussagen zu können.

Wichtig

Nichtsdestoweniger verdienen diese Befunde Beachtung, wenn es um das Verständnis der schillernden Natur »zervikogener« Syndrome geht.

1.5.3 Trigeminus-, Fazialis-, Vagus- und Hypoglossusafferenzen

Die Endigungsgebiete von Trigeminusafferenzen, die sensorischen Trigeminuskerne, erstrecken sich vom Mittelhirn bis weit ins zervikale Rückenmark hinein. Der kaudale Subnukleus des spinalen Trigeminuskerns, der etwa am Obex beginnt, repräsentiert das medulläre Hinterhorn, das in funktionellem Aufbau und neurochemischer Ausstattung dem Hinterhorn des Rückenmarks entspricht. Er ist vor allem auch mit der Verarbeitung nozizeptiver Afferenzen befasst.

Wichtig

Auf Höhe der oberen Zervikalsegmente überlappen die Endigungsgebiete von Trigeminus- und zervikalen Afferenzen im oberflächlichen Hinterhorn (insbesondere Laminae II und III; ◘ Abb. 1.2; [55]), so dass sekundäre Neurone konvergierenden Input aus Hals- und Trigeminusafferenzen erhalten [63].

Andererseits gelangen insbesondere exterozeptive Afferenzen aus dem Halsbereich zum spinalen Trigeminuskern, so dass auch auf diesem Niveau zervikotrigeminale Konvergenz stattfinden kann [51, 63].

Auch Afferenzen aus den Rr. auriculares des N. facialis [3] und des N. vagus [53] sowie aus Pharynx- und Larynxästen des IX. und X. Hirnnerven [1] gelangen zum spinalen Trigeminuskern, insbesondere zum kaudalen Subnukleus und zu Nervenzellinseln im spinalen Trigeminustrakt, die als Nucleus paratrigeminalis bezeichnet werden. Es sind die dorsalen, dem N. mandibularis zugeordneten Anteile des spinalen Trigeminuskerns, die diese nichttrigeminalen Afferenzen aufnehmen. Andererseits findet man im Hauptendigungsgebiet vagaler Afferenzen, dem Solitariuskernkomplex, Endigungen von Trigeminusafferenzen [41] und von solchen aus dem Hinterhaupt-Nacken-Bereich, insbesondere von oberflächlichen Strukturen [51]. Aus neueren Studien weiß man, dass vagale Afferenzen aus Thoraxorganen nach ihrem Eintritt in die Medulla oblongata über mehrere Segmente ins zervikale Rückenmark absteigen und an sekundären Neuronen mit Afferenzen aus dem Hals- und Kopfbereich konvergieren [20]. Die afferenten Fasern des N. hypoglossus aus der extrinsischen und intrinsischen Zungenmuskulatur und aus dem M. geniohyoideus, die sowohl schnellleitende propriozeptive als auch langsam leitende nichtpropriozeptive und nozizeptive Kategorien umfassen und deren Zellkörper in den oberen zervikalen Spinalganglien und in den Vagusganglien liegen [50], verteilen sich zentral entsprechend dem oben für zervikale Afferenzen beschriebenen Muster. Dies gilt insbesondere für die direkte Projektion zum Vestibulariskerngebiet und zu Teilen des Solitariuskerns [45, 49].

1.6 Funktionelle Überlegungen

Wichtig

Diese neuroanatomischen und neurophysiologischen Untersuchungen der letzten Jahre an verschiedenen Säugerspezies konnten deutliche Unterschiede im Innervationsmuster zwischen der kraniozervikalen Übergangsregion (»Kopfgelenksbereich«) und kaudaleren Regionen zutage fördern.

Diese Unterschiede betreffen insbesondere die zentralen Verbindungen propriozeptiver Afferenzen und, wie neueste Ergebnisse zeigen, möglicherweise auch der dünnen, zum großen Teil nozizeptiven Afferenzen. Es ist natürlich verlockend, diese Befunde in Erklärungen zur Pathogenese der besonderen Symptomatik funktioneller Kopfgelenksstörungen bzw. -defizite z. B. als Folge von Beschleunigungsverletzungen umzumünzen. Umso wichtiger ist es, die dargelegten Befunde in ihrer möglichen funktionellen Bedeutung kritisch zu bewerten und nicht den Wunsch zum Vater des Gedankens werden zu lassen. Doch selbst bei Beachtung dieser Kautelen lassen sich einige vernünftige Annahmen formulieren.

Die Projektionen propriozeptiver Halsafferenzen zum Vestibulariskernkomplex, direkte wie auch indirekte, sind wohl verantwortlich für die elektrophysiologisch nachgewiesenen, rasch dort eintreffenden Signale bei sinusoidalen Halsbewegungen bei fixiertem Kopf (Übersicht in [52]). Die in diesen Experimenten gezeigte Konvergenz propriozeptiver Halsafferenzen mit labyrinthären Afferenzen an sekundären Vestibularisneuronen kann als Ausdruck der »Verrechnung« labyrinthärer Signale mit Halssignalen angesehen werden, die die zuverlässige Registrierung der Körperstellung erlaubt [22, 26].

Wichtig

Halspropriozeptoren und ihre direkte Projektion zum Vestibulariskerngebiet stellen wohl einen wesentlichen Teil des Balancesystems dar, nämlich seinen »Halsteil« [48].

Da die bewusste Gleichgewichtsempfindung wesentlich durch eine Projektion aus den Vestibulariskernen über den Thalamus zum Parietalkortex [25] und die multisensorische Konvergenz labyrinthärer, propriozeptiver und visueller Informationen auf den verschiedenen Ebenen dieses Weges zustande kommt [8], ist die Vorstellung, dass eine Störung des propriozeptiven Einstroms zu einer gestörten Gleichgewichtsempfindung führt, sicher nicht unplausibel, ungeachtet der nach wie vor kontroversen Debatte über den **»zervikalen Schwindel«** [9, 29, 30, 34, 54]. Eine Störung dieses propriozeptiven Einstroms ist auf vielfältige Weise möglich. Jüngst konnte experimentell gezeigt werden, dass Reizung nozizeptiver Afferenzen aus Halsgelenken [68], dem Kiefergelenk [28] und Kaumuskeln [27] γ-Fusimotoren der Nackenmuskeln aktiviert und so die Sensibilität der Nackenmuskelspindeln gesteigert wird.

Betrachtet man das Vestibulariskerngebiet, in das zervikale propriozeptive Afferenzen direkten Eingang finden, so stellt man fest, dass sich eine Fülle sekundärer Verbindungen eröffnet (Abb. 1.5; [12]):

- zum okulomotorischen Apparat, was den Einfluss der Halspropriozeptoren auf Blickbewegungen [64, 66] und den zervikogenen Nystagmus [29, 31] sowie Blickbewegungsstörungen nach Schleudertrauma [24] erklären könnte,
- zum Kleinhirn und vor allem
- zum Rückenmark, wobei nicht nur der motorische Apparat, sondern auch die Verarbeitung afferenter Information, insbesondere im zervikalen Hinterhorn, beeinflusst zu werden scheinen [4, 5, 16].

Wichtig

Bedenkt man, dass im zervikalen Hinterhorn und im kaudalen Subnukleus des spinalen Trigeminuskerns sowohl Afferenzen aus dem Hals- und Hinterkopfbereich als auch trigeminale [63] und sogar vagale Afferenzen aus Thoraxorganen [20] verarbeitet werden, so eröffnen sich vielleicht überraschende Erklärungswege für diverse Beschwerdebilder bei funktionellen Kopfgelenksstörungen.

Die direkte Verbindung zervikaler propriozeptiver Afferenzen zum ventralen Kochleariskern [55], aber auch Projektionen vom Kuneatuskern zu verschiedenen Stationen der Hörbahn [32] laden ein, mit der Genese der zervikalen Hörstörung [31] in Verbindung gebracht zu werden.

Der bemerkenswerte Befund, dass dünne Halsafferenzen, gemeinsam mit trigeminalen Afferenzen, zu Anteilen des Parabrachialiskernkomplexes geleitet werden, die mit kardiopulmonalen Reflexmechanismen befasst sind, und die in besonderer Weise über die Amygdala mit dem limbischen System in Verbindung stehen [19], deutet möglicherweise darauf hin, dass die vegetativen und affektiven Implikationen von Störungen im Bereich des kraniozervikalen Übergangs andere sind, als jene von pathologischen Prozessen im übrigen Körper.

1.7 Zusammenfassung

Die Innervation des Kopf-Hals-Bereichs weist vor allem auf der afferenten Seite distinkte Unterschiede zur Innervation des Rumpfes und der Extremitäten auf. Während Hautafferenzen zum spinalen Hinterhorn und zum Nucleus cuneatus projizieren, zeichnen sich dicke Muskelafferenzen durch ihre direkte Projektion zum Nucleus cuneatus externus und vor allem zum ipsilateralen Vestibulariskernkomplex aus. Letztere Projektion ist am deutlichsten aus den Spinalnerven C2 und C3 und nimmt nach kaudal rasch an Dichte ab. So gewinnen propriozeptive Halsafferenzen direkten, »ungefilterten« Zugang zu vestibulospinalen, vestibulookulomotorischen und anderen Neuronen des Vestibularkerngebietes, an denen wiederum die Afferenzen aus dem Labyrinth endigen. Aber auch indirekter propriozeptiver Einstrom zu den Vestibulariskernen über ein spinales Relais und bilaterale spinovestibuläre Bahnen ist aus C2 und C3 wesentlich stärker ausgeprägt als aus unteren Zervikal- und Thorakolumbalsegmenten. Auch dünne, vorwiegend nozizeptive Afferenzen aus zervikalen Segmenten scheinen über die Parabrachialkerne in der rostralen Brücke andere, insbesondere limbische Strukturen zu erreichen als thorakolumbale Afferenzen. Die enge Verbindung propriozeptiver Halsafferenzen mit den Vestibulariskernen stellt die funktionell-anatomische Grundlage dar für den »Halsteil« des Gleichgewichtsapparats. Es liegt nahe, diese und andere Besonderheiten der Innervation für Versuche zur Erklärung der schillernden Symptomatik der so genannten funktionellen Kopfgelenksstörungen heranzuziehen.

Literatur

1. Altschuler SM, Bao X, Bieger D, Hopkins DA, Miselis RR (1989) Viscerotopic representation of the upper alimentary tract in the rat: sensory ganglia and nuclei of the solitary and spinal trigeminal tracts. J Comp Neurol 283: 248–268
2. Arvidsson J, Pfaller K (1990) Central projections of C4–C8 dorsal root ganglia in the rat studied by anterograde transport of WGA-HRP. J Comp Neurol 292: 349–362

3. Arvidsson J, Thomander L (1984) An HRP study of the central course of sensory intermediate and vagal fibers in the peripheral facial nerve branches in the cat. J Comp Neurol 223: 35–45
4. Bankoul S, Goto T, Yates B, Wilson VJ (1995) Cervical primary afferent input to vestibulospinal neurons projecting to the cervical dorsal horn: an anterograde and retrograde tracing study in the cat. J Comp Neurol 353: 529–538
5. Bankoul S, Neuhuber WL (1992) A direct projection from the medial vestibular nucleus to the cervical spinal dorsal horn of the rat, as demonstrated by anterograde and retrograde tracing. Anat Embryol 185: 77–85
6. Beitz AJ (1990) Central gray. In: Paxinos G (ed) The human nervous system. Academic Press, San Diego, pp 307–320
7. Berthoz A, Vidal PP, Graf W (eds) (1992) The head-neck sensory motor system. Oxford Univ Press, New York
8. Bottini G, Karnath HO, Vallar G, Sterzi R, Frith CD, Frackowiak RS, Paulesu E (2001) Cerebral representation for egocentric space: functional-anatomical evidence from caloric vestibular stimulation and neck vibration. Brain 124: 1182–1196
9. Brandt T, Bronstein AM (2001) Cervical vertigo. J Neurol Neurosurg Psychiatry 71: 8–12
10. Boyd-Clark LC, Briggs CA, Galea MP (2002) Muscle spindle distribution, morphology, and density in longus colli and multifidus muscles of the ervical spine. Spine 27: 694–701
11. Braun JS, Kaissling B, Le Hir M, Zenker W (1993) Cellular components of the immune barrier in the spinal meninges and dorsal root ganglia of the normal rat: immunohistochemical (MHC class II) and electron-microscopic observations. Cell Tissue Res 273: 209–217
12. Büttner-Ennever JA (1992) Patterns of connectivity in the vestibular nuclei. In: Cohen B, Tomko DL, Guedry F (eds) Sensing and controlling motion. Vestibular and sensorimotor function. Ann NY Acad Sci 656: 363–378
13. Christ B, Wilting J (1992) Die Entwicklung der Halswirbelsäule unter besonderer Berücksichtigung des kraniozervikalen Übergangs. Schmerzkonferenz 3: 37–48
14. Craig AD, Heppelmann B, Schaible H-G (1988) The projection of the medial and posterior articular nerves of the cat's knee to the spinal cord. J Comp Neurol 276: 279–288
15. Dessem D, Luo P (1999) Jaw-muscle spindle afferent feedback to the cervical spinal cord in the rat. Exp Brain Res 128: 451–459
16. Donevan AH, Neuber-Hess M, Rose PK (1990) Multiplicity of vestibulospinal projections to the upper cervical spinal cord of the cat: a study with the anterograde tracer Phaseolus vulgaris leucoagglutinin. J Comp Neurol 302: 1–14
17. Dutia MB (1991) The muscles and joints of the neck: their specialization and role in head movement. Progr Neurobiol 37: 165–178
18. Eriksson PO, Haggman-Henrikson B, Nordh E, Zafar H (2000) Co-ordinated mandibular and head-neck movements during rhythmic jaw activities in man. J Dent Res 79: 1378–1384
19. Feil K, Herbert H (1995) Topographical organization of spinal and trigeminal somatosensory pathways to the rat parabrachial and Kölliker-Fuse nuclei. J Comp Neurol 353: 506–528
20. Foreman RD (2000) Integration of viscerosomatic sensory input at the spinal level. Prog Brain Res 122: 209–221
21. Gandevia SC, McCloskey DI, Burke D (1992) Kinesthetic signals and muscle contraction. Trends Neurosci 15: 62–65
22. Gdowski GT, McCrea RA (2000) Neck proprioceptive inputs to primate vestibular nucleus neurons. Exp Brain Res 135: 511–526
23. Ghez C (1991) The control of movement. In: Kandel ER, Schwartz JH, Jessell TM (eds) Principles of neural science. 3rd edn. Elsevier, New York, pp 533–547
24. Gimse R, Tjell C, Bjorgen IA, Saunte C (1996) Disturbed eye movements after whiplash due to injuries to the posture control system. J Clin Exp Neuropsychol 18: 178–186
25. Guldin WO, Grüsser OJ (1998) Is there a vestibular cortex? Trends Neurosci 21: 254–259
26. Hassenstein B (1988) Der Kopfgelenksbereich im Funktionsgefüge der Raumorientierung: systemtheoretische bzw. biokybernetische Gesichtspunkte. In: Wolff H-D (Hrsg) Die Sonderstellung des Kopfgelenksbereichs. Grundlagen, Klinik, Begutachtung. Springer, Berlin Heidelberg New York Tokio, S 1–17
27. Hellstrom F, Thunberg J, Bergenheim M, Sjolander P, Pedersen J, Johansson H (2000) Elevated intramuscular concentration of bradykinin in jaw muscle increases the fusimotor drive to neck muscles in the cat. J Dent Res 79: 1815–1822
28. Hellstrom F, Thunberg J, Bergenheim M, Sjolander P, Djupsjobacka M, Johansson H (2002) Increased intra-articular concentration of bradykinin in the temporomandibular joint changes the sensitivity of muscle spindles in dorsal neck muscles in the cat. Neurosci Res 42: 91–99
29. Holtmann S, Reimann V, Schops P (1993) Clinical significance of cervico-ocular reactions. Laryngorhinootologie 72: 306–310
30. Hülse M, Hölzl M (2000) Vestibulospinal reactions in cervicogenic disequilibrium. Cervicogenic imbalance. HNO 48: 295–301
31. Hülse M, Neuhuber WL, Wolff HD (Hrsg) (1998) Der kraniozervikale Übergang. Aktuelle Gesichtspunkte aus Grundlagenforschung und Klinik zur

Pathophysiologie von HWS-Weichteiltraumen. Springer, Berlin Heidelberg New York Tokio
32. Ito K, Kamiya H, Mitani A, Yasui Y, Takada M, Mizuno N (1987) Direct projections from the dorsal column nuclei and the spinal trigeminal nuclei to the cochlear nuclei in the cat. Brain Res 400: 145–150
33. Jessell TM, Kelly DD (1991) Pain and analgesia. In: Kandel ER, Schwartz JH, Jessell TM (eds) Principles of neural science. 3rd edn. Elsevier, New York, pp 385–399
34. Karlbeg M, Magnusson M (1996) Asymmetric optokinetic after-nystagmus induced by active or passive sustained head rotations. Acta Otolaryngol 116: 647–651
35. Keirstead SA, Rose PK (1998) Structure of the intraspinal projections of single, identified muscle spindle afferents from neck muscles of the cat. J Neurosci 8: 3413–3426
36. Kleiss C, Kleiss E (1980) Zur Entwicklung der Muskelspindeln in der menschlichen Zunge. Anat Histol Embryol 9: 73–88
37. Krammer EB, Lischka MF, Egger TP, Riedl M, Gruber H (1987) The motoneuronal organization of the spinal accessory nuclear complex. Adv Anat Embryol Cell Biol 103: 1–62
38. Kubik S, Manestar M (1975) The role of the suboccipital nerve in the sensory innervation of the occipital region. 10th Int Cong Anat, Tokyo, 224A
39. Magerl F, Hohmann D (Hrsg) (1994) Das Schleudertrauma. Orthopäde 23: 255–298
40. Magnus R (1924) Körperstellung. Springer, Berlin
41. Marfurt CF, Rajchert DM (1991) Trigeminal primary afferent projections to »non-trigeminal« areas of the rat central nervous system. J Comp Neurol 303: 489–511
42. Martin JH, Jessell TM (1991) Anatomy of the somatic sensory system. In: Kandel ER, Schwartz JH, Jessell TM (eds) Principles of neural science. 3rd edn. Elsevier, New York, pp 353–366
43. Matsushita M, Gao X, Yaginuma H (1995) Spinovestibular projections in the rat, with particular reference to projections from the central cervical nucleus to the lateral vestibular nucleus. J Comp Neurol 361: 334–344
44. Mense S (1993) Nociception from skeletal muscle in relation to clinical muscle pain. Pain 54: 241–289
45. Nazruddin SS, Shirana Y, Yamauchi K, Shigenaga Y (1989) The cells of origin of the hypoglossal afferent nerves and central projections in the cat. Brain Res 490: 219–235
46. Neuhuber W (1994) Innerer Aufbau des Hirnstamms. In: Drenckhahn D, Zenker W (Hrsg) Benninghoff, Anatomie, Bd 2, 15. Aufl. Urban & Schwarzenberg, München, S 471–519
46a Neuhuber WL (1998) Besonderheiten der Innervation des Kopf-Hals-Bereichs. Orthopäde 27: 794–801
47. Neuhuber WL, Bankoul S (1994) Besonderheiten der Innervation des Kopf-Hals-Übergangs. Orthopäde 23: 255–261
48. Neuhuber WL, Bankoul S (1992) Der »Halsteil« des Gleichgewichtsapparats – Verbindung zervikaler Rezeptoren zu Vestibulariskernen. Man Ther 30: 53–57
49. Neuhuber WL, Fryscak-Benes A (1987) Die zentralen Projektionen afferenter Neurone des Nervus hypoglossus bei der Albinoratte. Verh Anat Ges 81: 981–983
50. Neuhuber W, Mysicka A (1980) Afferent neurons of the hypoglossal nerve of the rat as demonstrated by horseradish peroxidase tracing. Anat Embryol 158: 349–360
51. Neuhuber WL, Zenker W (1989) The central distribution of cervical primary afferents in the rat, with emphasis on proprioceptive projections to vestibular, perihypoglossal and upper thoracic spinal nuclei. J Comp Neurol 280: 231–253
52. Neuhuber WL, Zenker W, Bankoul S (1990) Central projections of cervical primary afferents in the rat. Some general anatomical principles and their functional significance. In: Zenker W, Neuhuber WL (eds) The primary afferent neuron. Plenum, New York, pp 173–188
53. Nomura S, Mizuno N (1984) Central distribution of primary afferent fibers in the Arnold's nerve (the auricular branch of the vagus nerve): a transganglionic HRP study in the cat. Brain Res 292: 199–205
54. Padoan S, Karlberg M, Fransson PA, Magnusson M (1998) Passive sustained turning of the head induces asymmetric gain of the vestibulo-ocular reflex in healthy subjects. Acta Otolaryngol 118: 778–782
55. Pfaller K, Arvidsson J (1988) Central distribution of trigeminal and upper cervical primary afferents in the rat studied by anterograde transport of horseradish peroxidase conjugated to wheat germ agglutinin. J Comp Neurol 268: 91–108
56. Prihoda M, Hiller MS, Mayr R (1991) Central projections of cervical primary afferent fibers in the guinea pig: an HRP and WGA/HRP tracer study. J Comp Neurol 308: 418–431
57. Proske U, Schaible HG, Schmidt RF (1988) Joint receptors and kinaesthesia. Exp Brain Res 72: 219–224
58. Putz R (1994) Rumpf. In: Drenckhahn D, Zenker W (Hrsg) Benninghoff, Anatomie. Bd 1. 15. Aufl. Urban & Schwarzenberg, München, S 245–324
59. Richmond FJR, Bakker DA (1982) Anatomical organization and sensory receptor content of soft tissues surrounding upper cervical vertebrae in the cat. J Neurophysiol 48: 49–61
60. Sato H, Ohkawa T, Uchino Y, Wilson VJ (1997) Excitatory connections between neurons of the cen-

tral cervical nucleus and vestibular neurons in the cat. Exp Brain Res 115: 381–386
61. Schaible HG, Grubb BD (1993) Afferent and spinal mechanisms of joint pain. Pain 55: 5–54
62. Schmidt HM (1994) Kopf und Hals. In: Drenckhahn D, Zenker W (Hrsg) Benninghoff, Anatomie, Bd 1, 15. Aufl. Urban & Schwarzenberg, München, S 471–527
63. Sessle BJ, Hu JW, Amano N, Zhong G (1986) Convergence of cutaneous, tooth pulp, visceral, neck and muscle afferents onto nociceptive and non-nociceptive neurones in trigeminal subnucleus caudalis (medullary dorsal horn) and its implications for referred pain. Pain 27: 219–235
64. Strupp M, Arbusow V, Dieterich M, Sautier W, Brandt T (1998) Perceptual and oculomotor effects of neck muscle vibration in vestibular neuritis. Ipsilateral somatosensory substitution of vestibular function. Brain 121: 677–685
65. Taylor JL (1992) Perception of the orientation of the head on the body in man. In: Berthoz A, Vidal PP, Graf W (eds) The head-neck sensory motor system. Oxford Univ Press, New York, pp 488–490
66. Thoden U, Schmidt P (1979) Vestibular-neck interaction in abducens neurons. In: Granit R, Pompeiano O (eds) Reflex control of posture and movement. Elsevier, Amsterdam, pp 561–566
67. Thomson DB, Isu N, Wilson VJ (1996) Responses of neurons of the cat central cervical nucleus to natural neck and vestibular stimulation. J Neurophysiol 76: 2786–2789
68. Thunberg J, Hellstrom F, Sjolander P, Bergenheim M, Wenngren B, Johansson H (2001) Influences on the fusimotor-muscle spindle system from chemosensitive nerve endings in cervical facet joints in the cat: possible implications for whiplash induced disorders. Pain 91: 15–22
69. Torisu T, Yamabe Y, Hashimoto N, Yoshimatsu T, Fujii H (2001) Head movement properties during voluntary rapid jaw movement in humans. J Oral Rehabil 28: 1144–1152
70. Voss H (1971) Tabelle der absoluten und relativen Muskelspindelzahlen der menschlichen Skelettmuskulatur. Anat Anz 129: 562–572
71. Wolff HD (1988) Phylogenetische Anmerkungen zur Sonderstellung des Kopfgelenksbereichs. In: Wolff H-D (Hrsg) Die Sonderstellung des Kopfgelenksbereichs. Grundlagen, Klinik, Begutachtung. Springer, Berlin Heidelberg New York Tokio, S 1–17
72. Xiong G, Matsushita M (2001) Ipsilateral and contralateral projections from upper cervical segments to the vestibular nuclei in the rat. Exp Brain Res 141: 204–217
73. Yagi T, Yajima H, Sakuma A, Aihara Y (2000) Influence of vibration to the neck, trunk and lower extremity muscles on equilibrium in normal subjects and patients with unilateral labyrinthine dysfunction. Acta Otolaryngol 120: 182–186
74. Zafar H, Nordh E, Eriksson PO (2000) Temporal coordination between mandibular and head-neck movements during jaw opening-closing tasks in man. Arch Oral Biol 45: 675–682
75. Zenker W, Bankoul S, Braun JS (1994) Morphological indications for considerable diffuse reabsorption of cerebrospinal fluid in spinal meninges particularly in the areas of meningeal funnels. Anat Embryol 189: 243–258
76. Zenker W, Neuhuber W (1994) Autonomes (viszerales, vegetatives) Nervensystem. In: Drenckhahn D, Zenker W (Hrsg) Benninghoff, Anatomie, Bd 2, 15. Aufl. Urban & Schwarzenberg, München, S 628–647
77. Zeredo JL, Toda K, Soma K (2002) Neck motor unit activities induced by inputs from periodontal mechanoreceptors in rats. J Dent Res 81: 39–42

Bedeutung des HWS-Röntgenbildes für die HNO-ärztliche Diagnostik

E. Biesinger

2.1 Einleitung

Die wenigsten HNO-Ärztinnen und -Ärzte fertigen selbst ihr Röntgenbild an und sind auf die Befunde der in Kooperation oder per Überweisung mitarbeitenden Orthopäden bzw. Radiologen angewiesen. Letztere betrachten und beurteilen die Röntgenbilder der HWS unter anderen Gesichtspunkten als dies die HNO-Ärztinnen und -Ärzte tun würden. So ist verständlich, dass der »orthopädische Blick« mehr auf die unteren HWS-Segmente fällt, die ab C4 radikuläre Symptome im orthopädischen Fachgebiet verursachen, und dass der Blick des Radiologen mehr auf die Strukturveränderungen fällt. Für »unser« Fachgebiet der HNO-Heilkunde sind jedoch die oberen HWS-Segmente zwischen Okziput und C3 maßgeblich und radiologisch interessant, da von diesen Segmenten eine pathophysiologische Verbindung zu HNO-Symptomen gegeben ist (s. Neuhuber in diesem Band, S. 1, [2, 3, 12]). Auf diese Zusammenhänge haben schon Decher [6], Domnik [7] und Terrahe [16, 17] eindrucksvoll hingewiesen.

Die radiologischen Besonderheiten und besondere Befunde sollen in diesem Kapitel dargestellt werden.

Da wir HNO-Ärztinnen und -Ärzte also hauptsächlich Fremdaufnahmen vorgelegt bekommen, haben wir keinen Einfluss auf die Einstelltechnik bei der jeweiligen Röntgenaufnahme der HWS.

Die Lagerung und Einstellung des Kopfes bei der Aufnahme kann aber entscheidend für die Interpretation von funktionellen Störungen sein, insbesondere wenn z. B. bei einem Patienten mit einer Gleichgewichtsstörung die Rotationsstellung des Atlas befundet werden soll.

In der Regel werden die HWS-Aufnahmen in der a.-p.-Projektion im Liegen oder Sitzen, in der seitlichen Projektion im Sitzen durchgeführt. Meist wird dabei der Kopf des Patienten von der Mitarbeiterin in die »richtige« Position gerückt, um eine einwandfreie Aufnahme und Einblendung zu erhalten. Damit gehen aber wertvolle Hinweise über die funktionelle und statische Situation bei dem Patienten verloren und eine »hindrapierte« Aufnahme ist unter diesen Aspekten sinnlos.

> **Wichtig**
> Wie Gutmann [9] sehr sorgfältig beschrieben hat, soll der Patient bei der Aufnahme im Sitzen oder Liegen mit der neutralen Aufforderung »**Blick geradeaus**« ohne äußeres Zutun seine individuelle Kopfstellung bei der Aufnahme einnehmen. Erst dadurch lässt sich dann im Bild eine Aussage über funktionelle Probleme machen.

Folgerichtig ist es notwendig, dass man sich gegebenenfalls mit seinem orthopädischen oder radiologischen Partner über eine konstant durchgeführte Einstelltechnik einigt, die auch den funktionellen Gegebenheiten entspricht.

Die Routinediagnostik an der HWS besteht in der Aufnahme in a.-p.-Projektion und in der seitlichen Aufnahme (s. Abb. 2.1 und 2.2).

Aus diesen Aufnahmen lassen sich gröbere Veränderungen erkennen, die Feinstruktur aber, insbesondere die der kleinen Gelenke, kann in diesem Summationsbild nur unvollständig dargestellt werden. Auch die Darstellung der für den HNO-Bereich so wichtigen Kopfgelenke (Schädelbasis, Atlas, Axis und dritter HWK) sind durch Überlagerungen des Schädels oft nur unvollständig dargestellt.

Bei einer kritischen Fragestellung müssen deshalb ein Computertomogramm (CT) in Spiraltechnik bzw. eine Magnetresonanztomographie (MRT) durchgeführt werden.

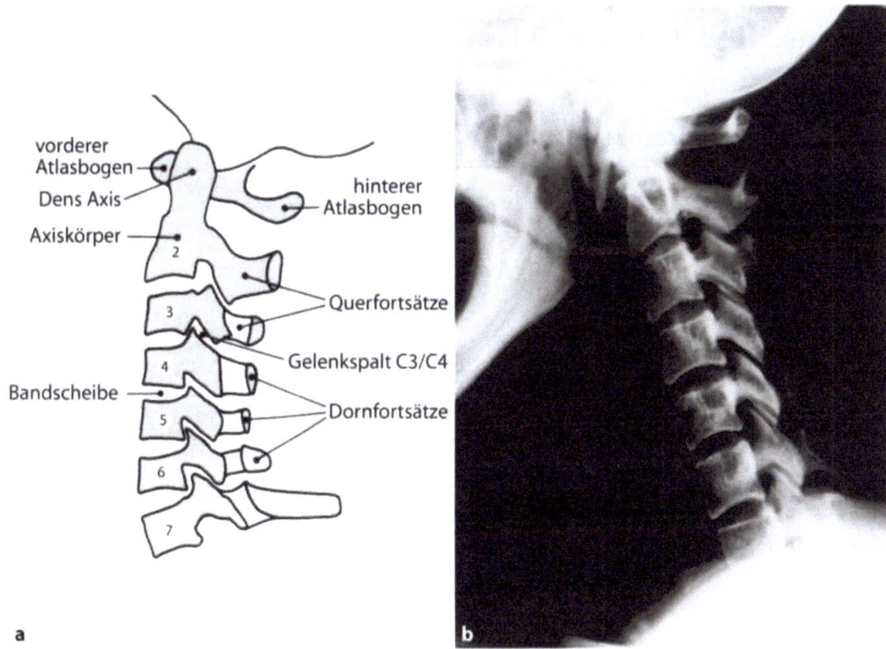

Abb. 2.1 a, b. HWS im seitlichen Strahlengang: **a** Schema. **b** Röngenbild

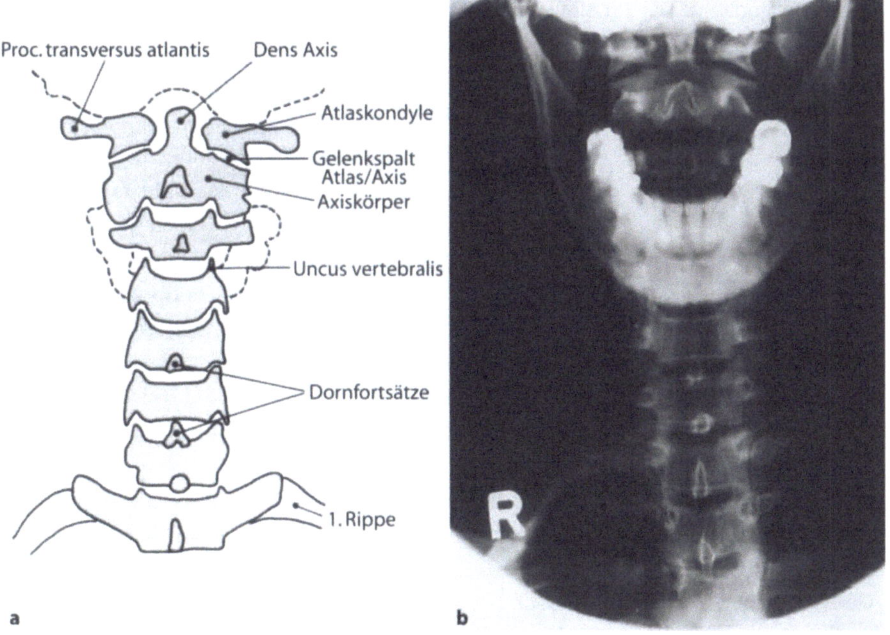

Abb. 2.2 a, b. HWS a.-p: **a** schematisch. **b** Röntgenbild

2.2 Grundsätzliche Überlegungen vor Anfertigung eines HWS-Röntgenbildes

2.2.1 Kongenitale oder degenerative Veränderung?

Diese Frage kann eine entscheidende Bedeutung für die konservative Therapie im Rahmen einer krankengymnastischen Übungsbehandlung haben:

Eine **kongenitale Veränderung** wie z. B. Blockwirbelbildung ist klinisch und neurophysiologisch stumm. Eine mobilisierende Behandlung kann hier keine Aktivierung neurophysiologischer Prozesse hervorrufen [19].

Bei degenerativen Veränderungen kann eine falsche Mobilisation jedoch zur Katastrophe führen.

Fallbeispiel

Ein 49-jähriger Patient begibt sich wegen behinderter Kopfdrehung in eine physiotherapeutische Behandlung. Der Physiotherapeut stellt eine »Blockierung« im Segment C1/C2 fest und versucht hier eine stark mobilisierende Behandlung. Im Sinne einer reflektorischen Reaktion kommt es sofort zu negativen Symptomen mit der für dieses Segment typischerweise auslösbaren **Trias: Hörsturz rechts, Schwindel und Otalgie.**

Was der Physiotherapeut nicht wusste, zeigt das Röntgenbild in Abbildung 2.3: Es besteht eine **Monarthrose des Gelenkes C1/C2**, vermutlich in Folge eines früher abgelaufenen entzündlichen Prozesses. Hätte der Physiotherapeut diese Information vor seiner Behandlung bekommen, wäre diese Katastrophe nicht geschehen.

Gerade dieser Fall zeigt **klinisch beweisend** die pathophysiologischen Verbindungen zwischen der oberen HWS und den Kerngebieten der kochleären, vestibulären und nozizeptiven Zentren im ZNS mit den entsprechenden Symptomen auf dem Gebiet der HNO-Heilkunde [10, 12, 13]. Dies ist eine klinische Konsequenz der Ausführungen von Neuhuber in diesem Band (S. 1).

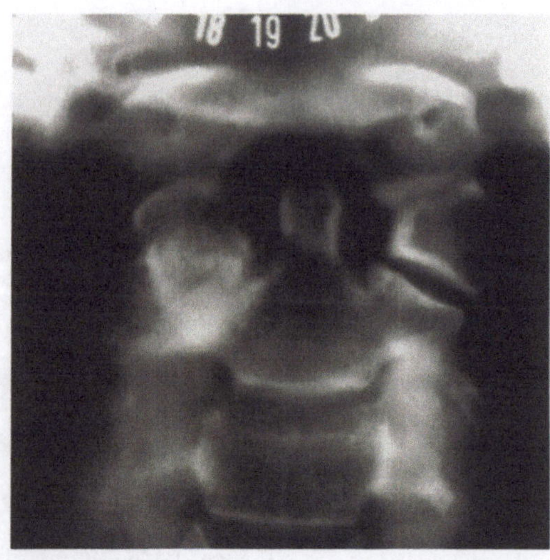

Abb. 2.3. Isolierte Arthrose (sog. Monarthrose) C1/C2 rechts

2.2.2 Pathologien im Bereich des kraniozervikalen Überganges

Knöcherne Veränderungen an der Schädelbasis und am Atlas sind fast immer kongenital. Hierbei handelt es sich z. B. um einen unvollständigen Bogenschluss des Atlas mit und ohne Einengung des Spinalkanales, Hypoplasien des Atlas und auch die basiläre Impression.

Wichtig

Zu den Symptomen, die aus diesen Veränderungen resultieren, gehören chronisch rezidivierende Kopfschmerzen, Gleichgewichtsstörungen und auch Hörstörungen [8].

Zur genauen Diagnostik dieses Bereiches ist ein CT für den knöchernen Anteil und ein MRT für die Beurteilung des Spinalkanals und der Medulla oblongata notwendig. Eine aufschlussgebende 3-D-Rekonstruktion lässt sich allerdings nur mit Hilfe eines Computertomogramms durchführen.

2.2.3 Übergang C2/C3

Das Segment C2/C3 ist funktionell gesehen ein Übergangssegment, das heißt es ist ein Bindeglied zwischen der hauptsächlich rotatorischen Komponente der Kopfgelenke und der nur in Flexion und Extension arbeitenden unteren HWS. Daraus resultiert eine vermehrte funktionelle und statische Belastung, die sich oft in Arthrosen bemerkbar macht. Da diese Gelenke häufig unterschiedliche Strukturen zwischen rechts und links aufweisen, ist die Darstellung beider Gelenke mittels Computertomogramm häufig notwendig.

Durch Überlagerung zeigen sich diese Gelenke oft fälschlicherweise arthrotisch verändert. Erst das Computertomogramm gibt Aufschluss über die aktuelle Situation. Erst mit dieser Information kann der Physiotherapeut exakt in diesen Segmenten arbeiten.

2.3 Verschiedene Röntgenaufnahmen und deren Anwendung

2.3.1 a.-p.-Aufnahme und Stellung der Kopfgelenke

Von funktioneller und klinischer Bedeutung in der a.-p.-Aufnahme ist die Darstellung der Kopfgelenke, also der Schädelbasis, dem Atlas und dem Dens axis (▫ Abb. 2.4). Diese Aufnahme wird deshalb bei weit geöffnetem Mund durchgeführt, weil sonst der Unterkiefer diese Region überlagert. Eine Variante besteht darin, dass der Unterkiefer während der Belichtung auf und zu bewegt wird, was zu einem Verwischen seiner Darstellung führt.

Von klinischer Bedeutung ist die Darstellung einer Rotation des Atlas um den Dens axis.

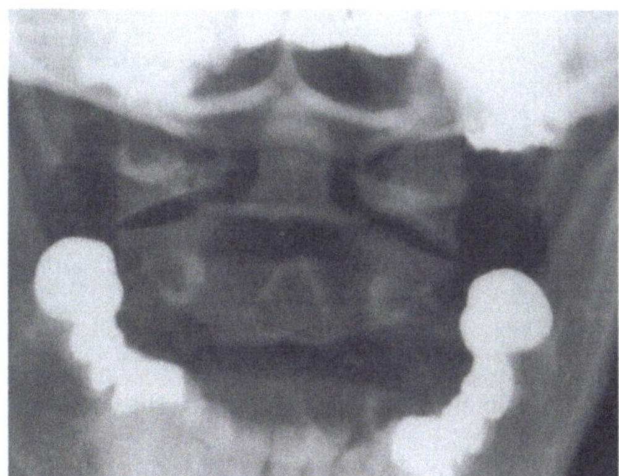

▫ **Abb. 2.4.** Kopfgelenke in Mittelstellung

Bekanntermaßen ist die obere Halswirbelsäule eingebunden in unser vestibuläres System und »meldet« eine Rotationsstellung des Kopfes zum vestibulären Kerngebiet.

> **Wichtig**
> Steht nun der Atlas durch Gelenksdysfunktionen rotiert, so stimmt diese Meldung unter Umständen mit den Meldungen aus dem visuellen und peripher-vestibulären System nicht überein – es entsteht ein typisches »Miss-Match« und damit Schwindel.

Vorraussetzung für die Beurteilung einer solchen Rotationsstellung mit funktioneller Ursache ist die konstante und reproduzierbare Einstellung des Patienten mit der Aufforderung »geradeaus schauen«. Der Patient nimmt damit die für ihn »normale« Kopfstellung ein.

Die ▫ Abbildungen 2.5 und 2.6 zeigen eine solche Rotationsstellung des Atlas. Beachte die Merkmale hierfür:

- unterschiedliche Distanzen zwischen Atlaskondylen und Dens axis,
- Asymmetrie der Gelenkspalte zwischen Atlaskondylen und Axisschultern,
- unterschiedlich große Atlaskondylen.

Dieses Phänomen entsteht durch die verschiedenen Abstände der Atlaskondylen zum Röntgenfilm bei Rotation.

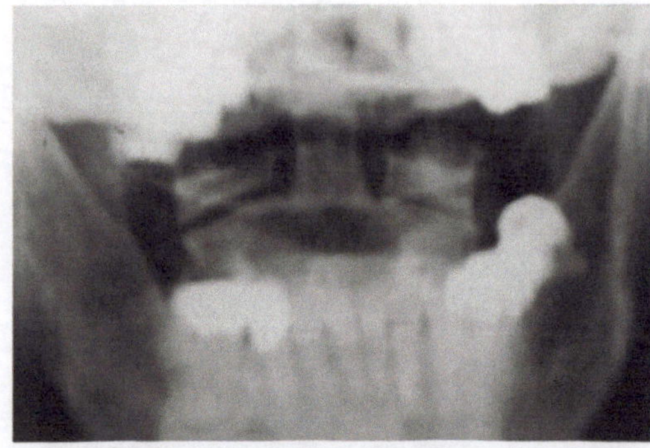

Abb. 2.5. Rotationsstellung des Atlas, erkennbar an den unterschiedlichen Abständen der Atlaskondylen zum Dens axis und der verschiedenen Gelenkspalten (vgl. Abb. 2.4)

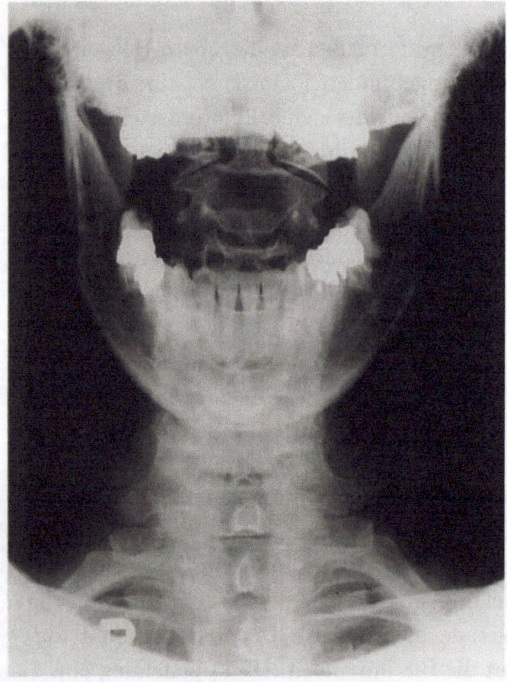

Abb. 2.6. Rotationsstellung des Atlas, erkennbar an den unterschiedlichen Abständen der Atlaskondylen zum Dens axis und der verschiedenen Gelenkspalten (vgl. Abb. 2.4)

Abbildung 2.7 zeigt schematisch die verschieden möglichen Ausprägungen einer Atlasrotation und deren Auswirkung auf die Gelenkachsen. Allerdings wird eine Atlasrotation auch vorgetäuscht durch Dysplasien des Axis, wenn die Schultern eine Asymmetrie aufweisen.

Eine Bandläsion der Ligg. alaria, die den Atlas um den Dens herum stabilisieren, ist eine schwere Verletzung. Nicht selten werden diese Verletzungen im Rahmen eines Polytraumas nicht erkannt und fallen später durch eine Instabilität auf.

Wichtig

Klinisch zeigen die Patienten das sogenannte **Zervikoenzephale Syndrom** mit ungerichtetem Schwindel, Zephalgien, Otalgien, Hörstörungen und vegetativen Störungen. Leitsymptom ist das Unsicherheitsgefühl bezüglich der Kopfstabilität.

Der radiologische Nachweis einer Instabilität gelingt durch die a.-p.-Aufnahme und eine Bewegungsstudie der Seitneigung. Diese gehaltene Aufnahme wird der Praktikabilität wegen meist unter Bildwandlerkontrolle durchgeführt. Abbildungen 8a und 8b demonstrieren eine solche Läsion mit dem Nachweis eines Lateralshifts des Atlas.

2.3.2 Seitliche HWS-Aufnahme: Funktionelle und strukturelle Aspekte

Naturgemäß können auf der seitlichen Aufnahme die Strukturen der HWS, also Wirbelkörper, Spinalkanal, Dornfortsätze und Gelenke besser beurteilt werden als im a.-p.-Bild.

Die Beschreibung der fast an jedem Menschen über 40 vorhandenen degenerativen Veränderungen an der unteren HWS mit Verschmälerung der Zwischenwirbelräume, Osteophyten, Arthrosen etc. sind selten von klinischer Relevanz.

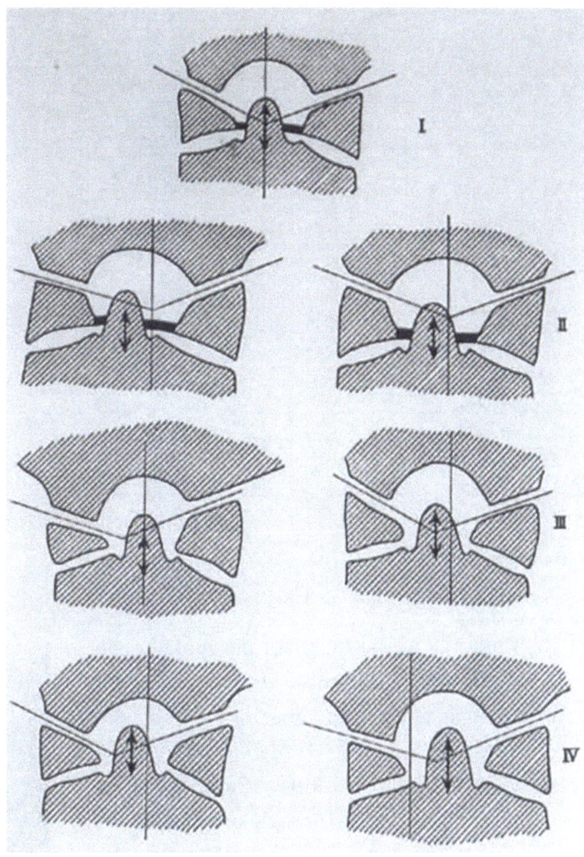

Abb. 2.7. Verschiedene mögliche Ausprägungen einer Atlasrotation, Schema

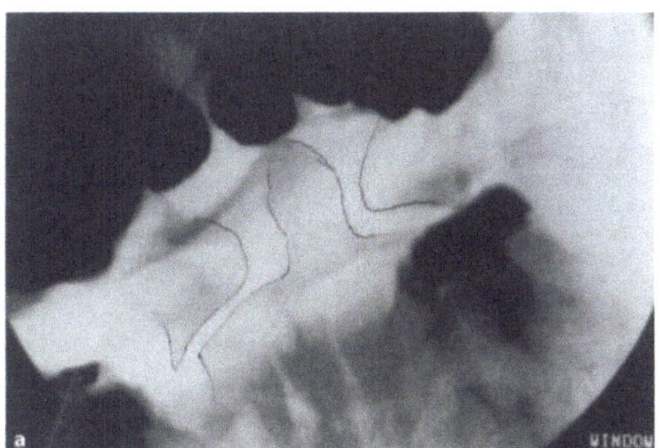

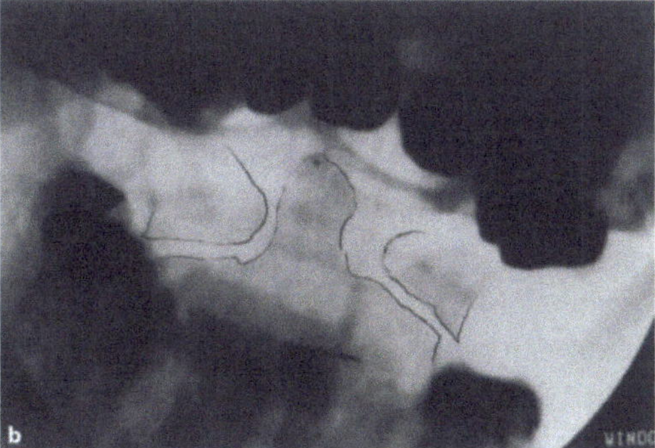

Abb. 2.8 a, b. Nachweis einer Instabilität im Gelenk C1/C2. Die unterschiedlichen Gelenkspalten bei der Seitneigung demonstrieren, wie der Atlas nicht mehr stabil um den Dens axis fixiert werden kann

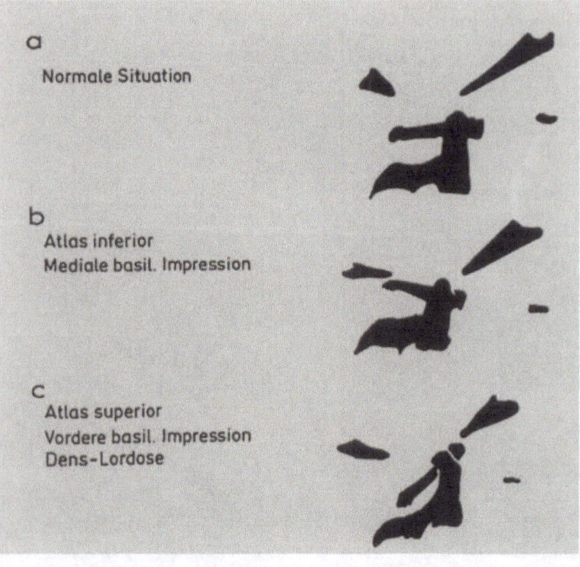

Abb. 2.9 a–c. Darstellung der verschiedenen Atlasstellungen im seitlichen Röntgenbild der HWS. Eingezeichnet ist auch der Bezug zum vorderen Gaumenbogen (aus: [9])

Wichtig

Auch hier kann der Blick auf die funktionelle Situation dem Betrachter den Hinweis auf funktionelle Störungen geben und damit auch den HNO-Ärztinnen und -Ärzten die Indikation zur konsiliarischen Untersuchung durch einen in der Manuellen Therapie erfahrenen Orthopäden, Physiotherapeuten oder auch Osteopathen.

Klinische Bedeutung haben auch hier wieder die Kopfgelenke C0–C3, die bei funktioneller bzw. struktureller Pathologie Symptome im HNO-Bereich verursachen können.

Das Schema in Abb. 2.9 zeigt die Varianten der Atlasstellung in der Sagittalebene. Abweichungen aus der Normalstellung, wenn der vordere Atlasbogen superior steht (Abb. 2.10) oder wenn er inferior steht (Abb. 2.11), können klinische Bedeutung bekommen und in ursächlichem Zusammenhang mit Symptomen wie Gleichgewichtsstörungen, Stirnkopfschmerzen, Zephalgien und auch pseudosinugenen Schmerzen stehen [14].

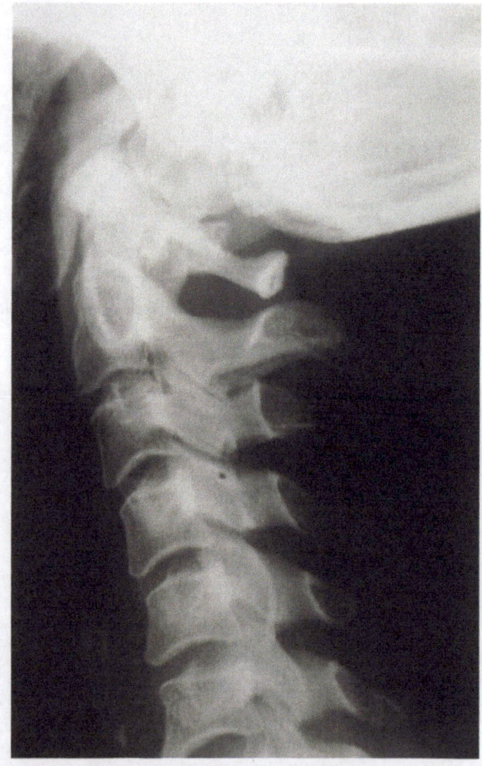

Abb. 2.10. Man sieht deutlich die Superiorstellung des Atlas bei normaler Stellung der übrigen HWS. Patient mit Stirnkopfschmerzen wie bei Sinusitis frontalis. Funktionell ausgeprägte Dysfunktion C0/C1 bds. Nach 4-maliger physiotherapeutischer Behandlung unter Einschluss osteopathischer Techniken beschwerdefrei

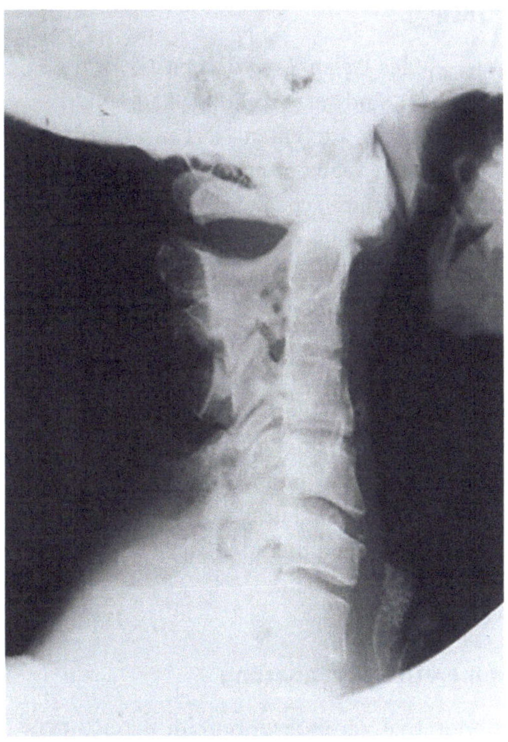

Abb. 2.11. Atlas-Inferiorstellung bei gleichzeitig vorhandener Blockwirbelbildung C2/C3 und Dysplasie des hinteren Atlasbogens. Klinisch relevant war bei diesem Patienten die Inferiorstellung und die damit verbundene Dysfunktion, denn die manualtherapeutische Behandlung mit nichttraumatisierender Traktionsmanipulation ergab Beschwerdefreiheit bezüglich Gleichgewichtsstörungen und Zephalgien

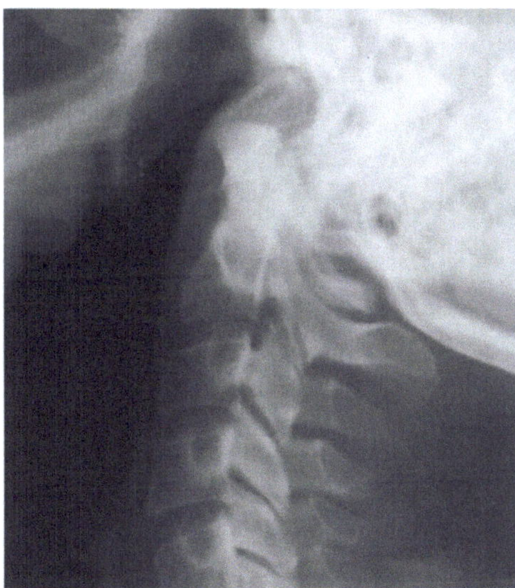

Abb. 2.12. Hypoplasie des hinteren Atlasbogens mit Atlas-Superiorstellung. Verursacht Gleichgewichts- und Hörstörungen, z. B. in diesem Fall einen Hydrops des rechten Ohres, und zwar nach chiropraktischer Manipulation

Dysplasie

Dysplasien des Atlas und der Schädelbasis verursachen ebenfalls Symptome im HNO-Bereich, wenn sie pathophysiologische Bedeutung bekommen.

Das heißt, dass solche statischen Veränderungen oft über viele Jahre ohne Bedeutung sind, aber im Prinzip eine »vulnerable Halswirbelsäule« darstellen und auch kleinere Traumen bzw. muskuläre Dysbalancen durch statische Belastungen [z. B. sitzender Beruf, Näher(innen), Schneider(innen)] Krankheitserscheinungen wie Hörstörungen, Tinnitus, funktionelle Stimmstörungen, Globus, Zephalgien auslösen können (s. Abb. 2.12–2.17, [18]).

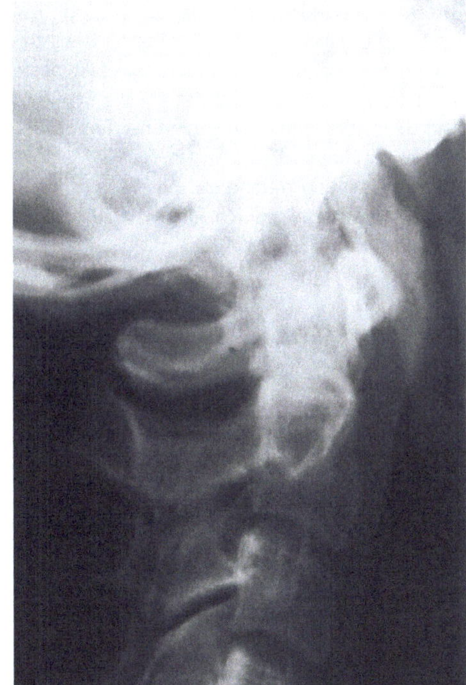

Abb. 2.13. Auch hier ist der Atlasbogen zu kurz ausgebildet mit daraus folgender Stenosierung des Spinalkanals und gelegentlich damit verbundenen Zephalgien, auch Migräne

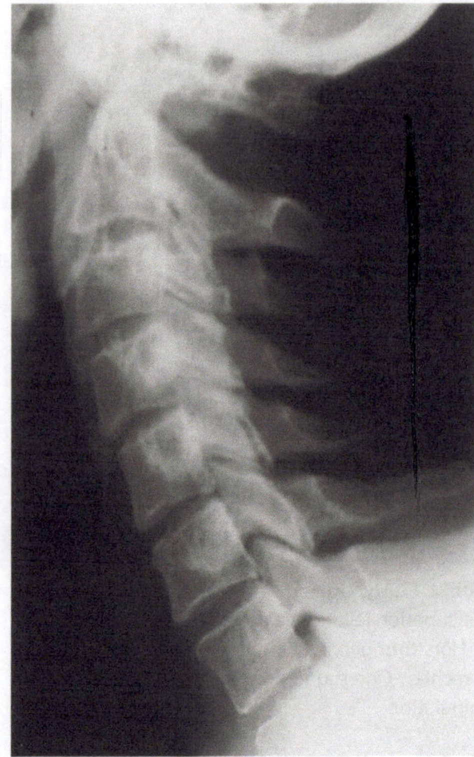

Abb. 2.14. Hier »klebt« der Atlas am Okziput. Es handelt sich um eine sog. Okzipitalisation des Atlas, also um eine kongenitale Veränderung. Es ist besteht keine gelenkige Verbindung zwischen der Schädelbasis und dem Atlas, damit ein Fehlen der feinen Beweglichkeit im kraniozervicalen Übergang. Meist klinisch in Erscheinung tretend mit Gleichgewichtsstörungen und auffällig durch Mehrbelastung der unteren Segmente, speziell C2/C3 mit nachfolgenden degenerativen Veränderungen

Arthrose

Arthrosen des Gelenkes zwischen C2 und C3 (Abb. 2.18) sind relativ häufig. Pathophysiologisch sind die afferenten Nervenverbindungen aus diesem Segment mit den Kerngebieten der Nn. vestibularis, cochlearis, glossopharyngeus und trigeminus verknüpft.

Entsprechend ergeben sich die möglichen Symptome wie Gleichgewichtsstörungen, Tinnitus und Hörstörungen, Globusgefühl, pseudosinugene Kopfschmerzen. Um diese Symptome mit der HWS in pathophysiologische Verbindung zu bringen, gibt jedoch der Röntgenbefund nur einen Hinweis. Entscheidend ist der funktionelle Befund im Segment C2/C3 unter manualtherapeutischen bzw. osteopathischen Kriterien.

Degenerative Veränderung

Degenerative Veränderungen im Bereich der unteren HWS sind meist ohne klinische Bedeutung, wenn man von der eingeschränkten Beweglichkeit absieht. Wurzelkompressionen und Bandscheibenvorfälle mit neurologischen Konsequenzen sind in diesem Bereich selten.

Bei starker Ausprägung von Osteophyten kann es allerdings zu einer Funktionsstörung des Ösophagus und damit zu Schluckstörun-

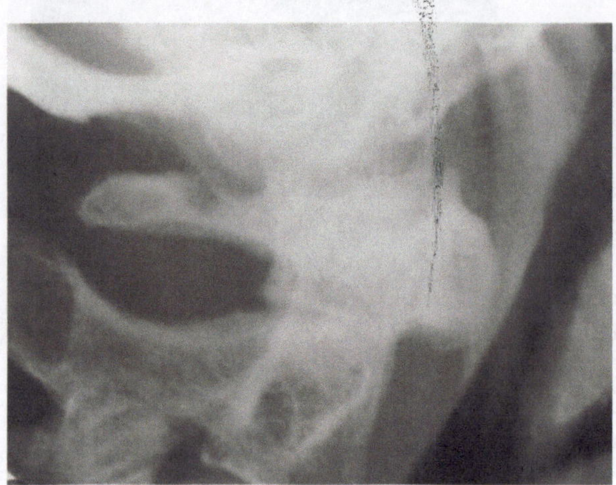

Abb. 2.15. Zielaufnahme einer Atlashypoplasie

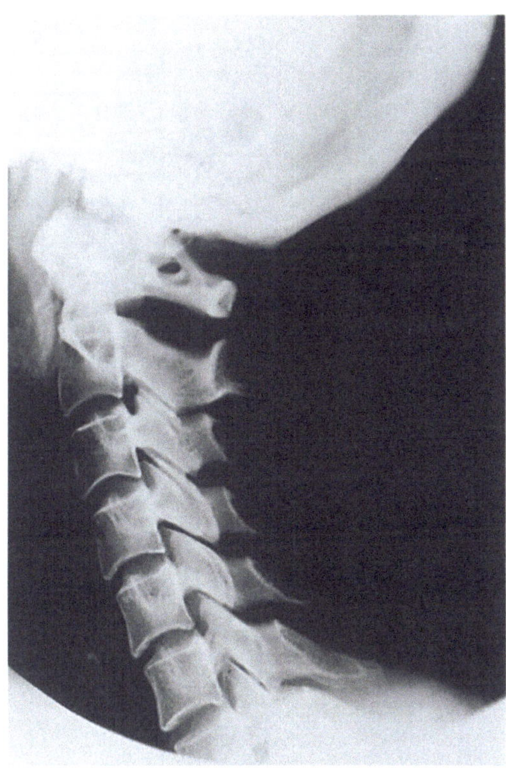

Abb. 2.16. Das »Foramen arcuale« ist eine knöcherne Spangenbildung über dem hinteren Atlasbogen um die Arteria vertebralis herum.
Keine klinische Bedeutung!

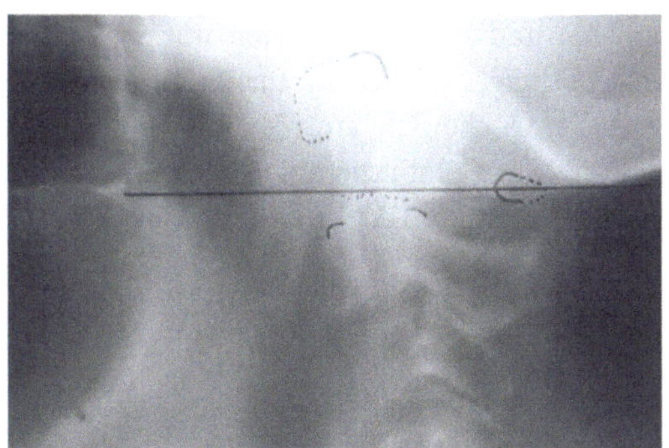

Abb. 2.17. Bild einer basilären Impression, d.h. eines Hochstandes der oberen HWS. Häufig verknüpft mit Innenohrproblemen und einer sensoneuralen Schwerhörigkeit, sowie Gleichgewichtsstörungen. Gelegentlich ist damit die Kompression der Medulla oblongata verbunden, was auch zu neurologischen Beschwerden mit Hirnstammsymptomen führen kann. Die weiterführende Diagnostik besteht aus der Magnetresonanztomographie

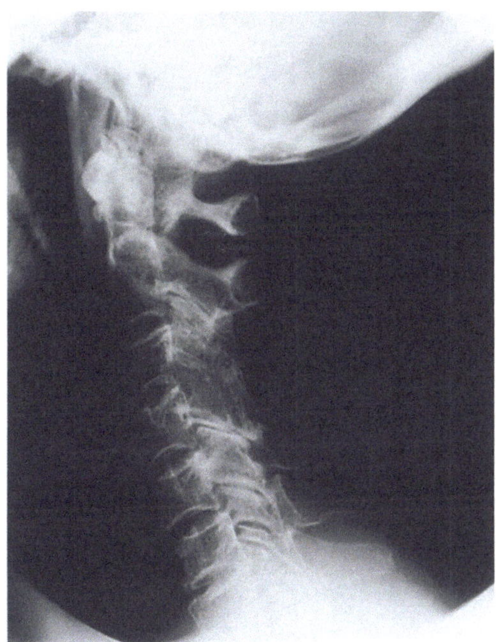

Abb. 2.18. Arthrose im Gelenk C2/3 vermutlich durch chronische Mehrbelastung aufgrund einer zusätzlichen Blockwirbelbildung C3/C4

gen und Globusgefühl kommen (Abb. 2.19, 2.20). Man sieht dann auch im Ösophagusbreischluck die entsprechende Pelottierung.

Bewegungsaufnahmen in seitlicher Projektion dienen in der Regel zur Diagnostik von Instabilitäten und zur Dokumentation der segmentalen Beweglichkeit anlässlich von Gutachten [1]. Für das Segment C0/C1 gilt bei der Darstellung seiner Beweglichkeit allerdings eine Besonderheit: Auch bei der Flexion (Abb. 2.21) kommt es zu einer Annäherung des hinteren Atlasbogens an das Okziput, ähnlich bei der Extension (Abb. 2.22). Es handelt sich dabei um die physiologische sog. »paradoxe Atlaskippung«. Fehlt bei der Flexionsaufnahme diese Kippung, ist dies ein radiologisches Indiz für eine Funktionsstörung in diesem Segment. Über deren klinische Bedeutung muss die funktionelle Untersuchung entscheiden.

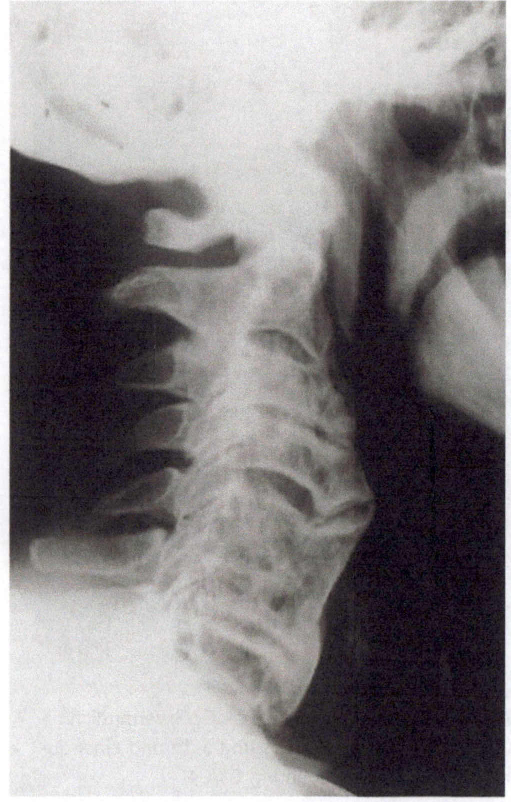

Abb. 2.19. Massive ventrale Osteophyten mit Verlagerung des Ösophagus

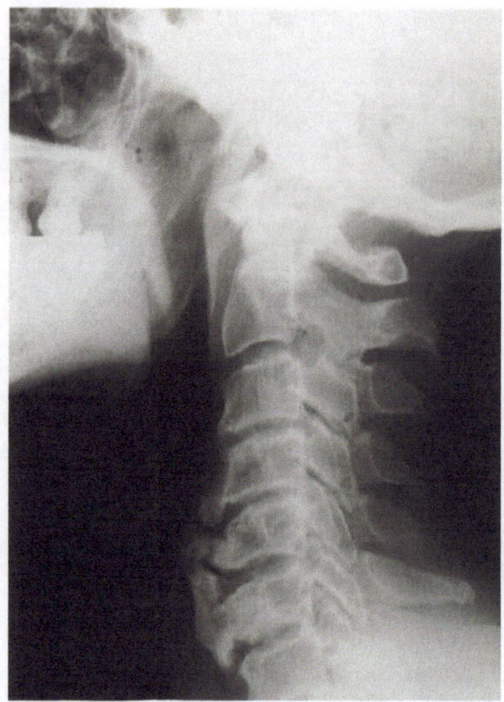

Abb. 2.20. Massive ventrale Osteophyten mit Verlagerung des Ösophagus

Besondere kongenitale Anomalien und Dysplasien

Für das Fachgebiet der HNO-Heilkunde spielen insbesondere die basiläre Impression (Abb. 2.17) und das Klippel-Feil-Syndrom (Blockwirbelbildung und komplexe Dysplasie der HWS, [11], s. Abb. 2.23) eine Rolle, da beide kongenitale Veränderungen mit Innenohrfunktionsstörungen und auch Schwindel einhergehen.

Blockwirbelbildungen zwischen C2/C3 (Abb. 2.24) sind relativ häufig und klinisch meist stumm. Durch das Fehlen eines beweglichen Segments kommt es gelegentlich mit fortgeschrittenem Alter zu Verschleißerscheinungen der Nachbargelenke.

Ventrale Dysplasie

Ventrale Dysplasien sind selten und betreffen die Entwicklung der vorderen Halsmuskulatur und des Zungenbeins [15]. Abbildung 2.25 zeigt eine komplexe Fehlentwicklung des Zungenbeins und eine Ossifikation mit Pseudarthrosebildungen als Ersatz für das Lig. stylohyoideum. Sicherlich eine Rarität – klinisch imponierte ein Globusgefühl und eine in Flexion eingeschränkte HWS-Beweglichkeit.

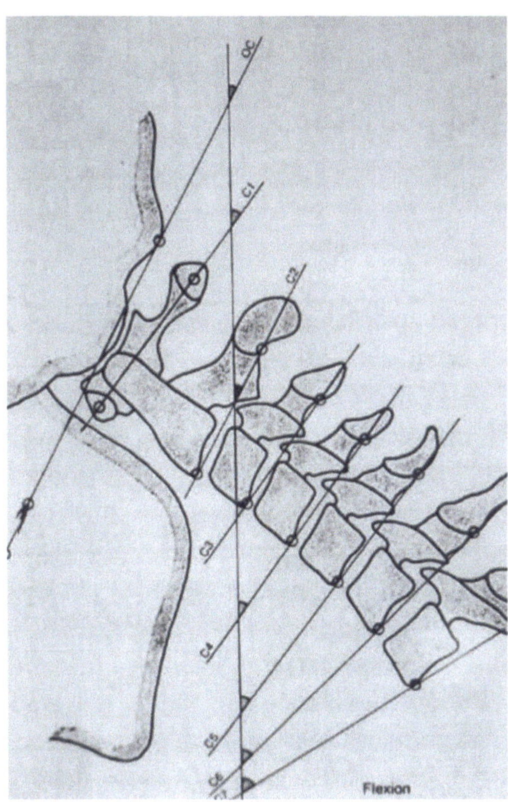

Abb. 2.21. Flexionsaufnahme der HWS im seitlichen Strahlengang: Auch bei der Flexion nähert sich der hintere Atlasbogen physiologischerweise dem Okziput (paradoxe Atlaskippung)

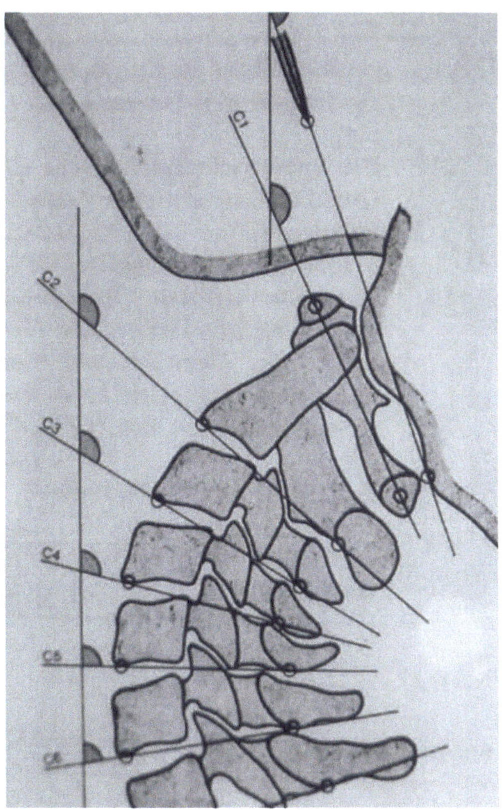

Abb. 2.22. Extensionsbewegung der HWS im seitlichen Strahlengang

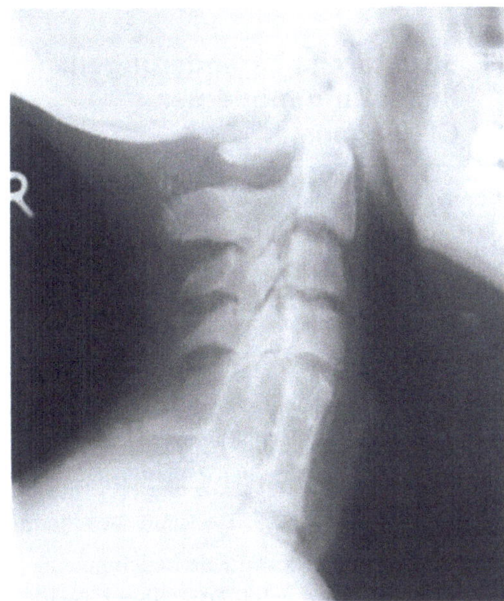

Abb. 2.23. Blockwirbelbildung im unteren Bereich der HWS, Atlashypoplasie

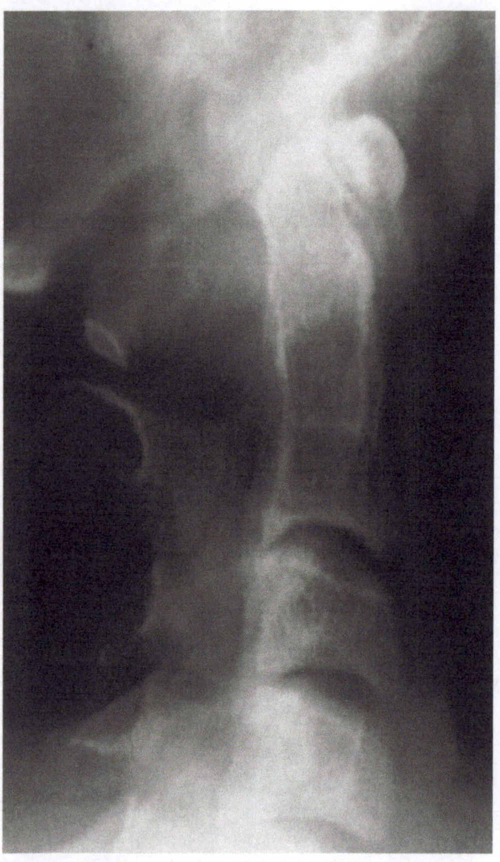

Abb. 2.24. Blockwirbelbildung C2/C3, zusätzlich: akzessorischer Dornfortsatz vom Okziput

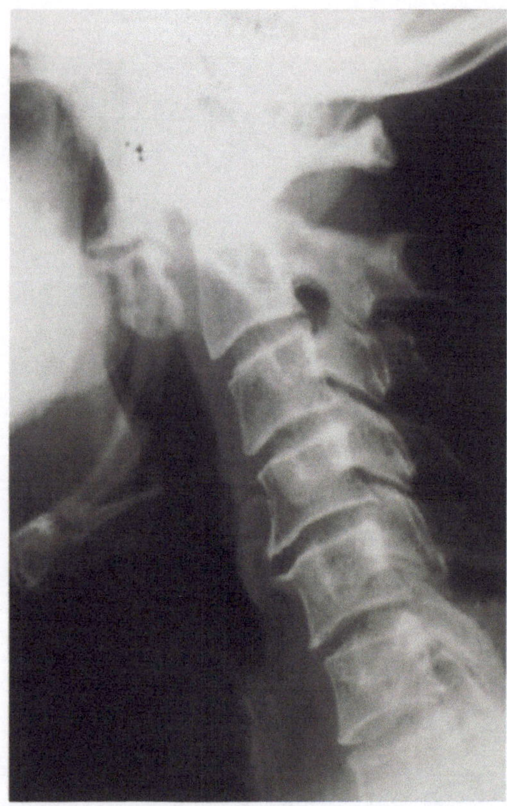

Abb. 2.25. Dysplasie im Bereich der vorderen HWS mit Scheingelenken zur Schädelbasis und am Zungenbein

2.4 Strukturelle Veränderungen: Bedeutung moderner CT-Diagnostik

Die konventionelle Röntgentechnik kommt an ihre Grenzen, wenn es um spezielle strukturelle Fragestellungen geht.

> **Wichtig**
>
> Während früher die klassische Tomographie weiter half, ist es heute das Spiral-CT.
>
> Mit Hilfe der Digitalisierung ist es heute routinemäßig möglich, den Patienten in Minutenschnelle zu scannen.

Später am Bildschirm kann jede beliebige Ansicht in dreidimensionaler Darstellung realisiert werden. Wie die Abbildungen 2.26 bis 2.28 eindrucksvoll am Beispiel der Darstellung des Processus styloideus zeigen, ist damit ein millimetergenauer Blick »hinter die Kulissen« und aus allen erwünschten Perspektiven möglich (mit Dank an Herrn Dr. Dräger und PD Dr. Sokiranski von der radiologischen Abteilung am Klinikum Traunstein).

Ein verlängerter Processus styloideus verursacht sehr unangenehme Schmerzen und Neuralgien in der Pharynxregion. Er lässt sich dann druckschmerzhaft retrotonsillär palpieren und oft durch lokale Infiltration erfolgreich behandeln. Bei chronischen Verläufen kann er operativ durch einen pharyngealen Zugang enoral hinter der Tonsillennische aufgesucht und frakturiert bzw. teilentfernt werden.

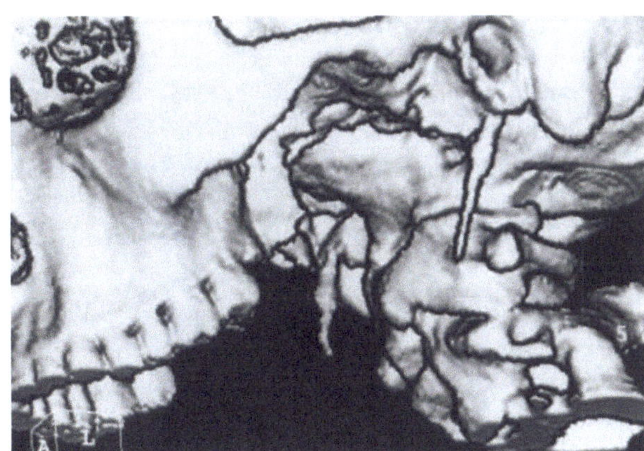

Abb. 2.26. Darstellung Processus styloideus an der Schädelbasis in 3-D-Rekonstruktion

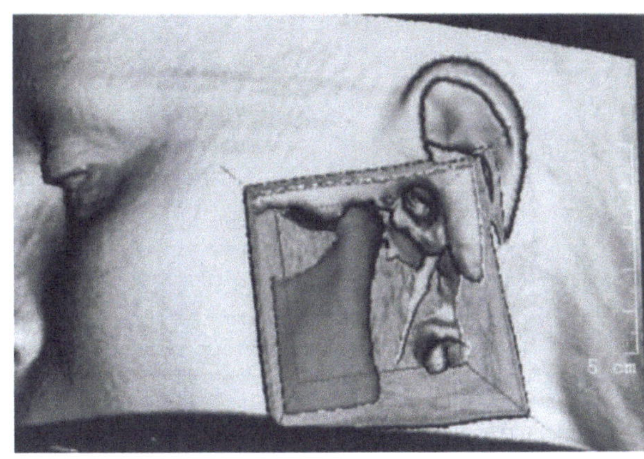

Abb. 2.27. Darstellung des Processus styloideus in Bezug zum Ohr und Unterkiefer in 3-D-Rekonstruktion

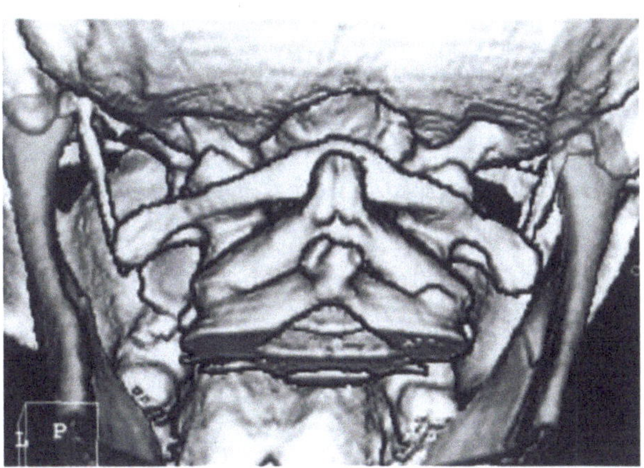

Abb. 2.28. Darstellung des Processus styloideus von dorsal in 3-D-Rekonstruktion

2.5 Zusammenfassung

Bereits das »normale« Röntgenbild der HWS in zwei Ebenen gibt dem geschulten Blick interessante und manchmal therapeutisch sehr wichtige Hinweise – nicht nur auf strukturelle, sondern auch auf funktionelle Pathologien.

Um diesen geschulten Blick müssen sich die HNO-Ärztinnen und -Ärzte kümmern, da sie – ähnlich wie bei der Betrachtung eines Nebenhöhlen-CT – eigene Interpretationen berücksichtigen müssen. Zur Feindiagnostik sollte das Spiral-CT mit der Möglichkeit der 3-D-Rekonstruktion heute Standard sein und die HNO-Ärztinnen und -Ärzte sollten diesen Standart bei ihrem Radiologen einfordern.

Literatur

1. Arlen A (1981) Die röntgenologische Funktionsdiagnostik der Halswirbelsäule. Z Orthop Grenzgeb 119: 557–582
2. Biesinger E (1988) Krankengymnastik und Hals-Nasen-Ohren-Heilkunde: Von der Halswirbelsäule beeinflusste Krankheitsbilder in der Hals-Nasen-Ohren-Heilkunde. Krankengymnastik 11: 923–935
3. Biesinger E (1993) Chirotherapeutische Faktoren bei Erkrankungen in der HNO-Heilkunde. Teil 1: Anatomie, Physiologie. HNO aktuell 1:299–304
4. Biesinger E (1993) Chirotherapeutische Faktoren bei Erkrankungen in der HNO-Heilkunde. Teil 2: Vertebragene Krankheitsbilder. HNO aktuell 1:347–351
5. Biesinger E (1997) Das C2/C3-Syndrom – Der Einfluss zervikaler Afferenzen auf HNO-Ärztliche Krankheitsbilder. Man Med 35:12–19
6. Decher H (1969) Die zervikalen Syndrome in der Hals-Nasen-Ohren-Heilkunde. Thieme, Stuttgart
7. Domnik L (1965) Über die Beziehung der Halswirbelsäule zu Hals-Nasen-Ohren-Krankheiten. EFK XIV 12: 585–592
8. Elies W, Plester D (1980) Basiläre Impresssion. Eine Differentialdiagnose des Morbus Meniere. Arch Otolaryngol Head Neck Surg 11: 55
9. Gutmann G (1982) Die funktionelle Pathologie und Klinik der Wirbelsäule, Bd 1, 2: Die Halswirbelsäule. Fischer, Stuttgart New York
10. Kellerhals B (1984) Schmerzsyndrome des Kopf-Hals-Bewegungsapparates – eine Standortbestimmung. HNO 32: 181–1890
11. Klippel M, Feil A (1912) Anomalie de la colonne vertébrale par absence des vertèbres cervicales-cage thoracique jusqu'à la base du crâne. Soc Anat Paris, 185
12. Neuhuber WL, Zenker W (1989) Central distribution of cervical primary afferents in the rat, with emphasis on proprioceptive projections to vestibular, perihypoglossal, and upper thoracic spinal nuclei. J Comp Neurol 280: 231–253
13. Pfaller K, Arvidsson J (1988) Central distribution of trigeminal and upper cervical primary afferents in the rat studied by anterograde transport of horseradish peroxidase conjugated to wheat germ agglutinin. J Comp Neurol 268: 91–108
14. Sauer H (1988) Halsbedingte myoneuralgische Irritationsbeschwerden, ein Vorschlag zur Therapie durch den HNO-Arzt. Laryngol Rhinol Otol 67: 96–99
15. Seifert K (1982) Zur Bedeutung der Manuellen Medizin für die Hals-Nasen-Ohren-Heilkunde, ein Beispiel: die Zungenbeintendopathie. HNO 30: 431–439
16. Terrahe K (1979) Schwindel und Gleichgewichtsstörungen beim oberen Zervikalsyndrom. Therapiewoche 29: 1392–1396
17. Terrahe K (1985) Das zervikokraniale Syndrom in der Praxis. Laryngol Rhinol Otol 64: 292–299
18. Wackenheim A (1974) Roentgen diagnosis of the craniovertebral region. Springer, Berlin Heidelberg New York
19. Wolff HD (1988) Die Sonderstellung des Kopfgelenkbereiches. Springer, Berlin Heidelberg New York Tokio

Orthopädische Probleme im Bereich der Halswirbelsäule

K.-J. Himmer

3

3.1 Einleitung

Wirbelsäulenbeschwerden gehören zu den häufigsten Schmerzzuständen und stehen im Zentrum des Interesses in der täglichen Praxis. Die Wirbelsäule ist das zentrale Achsenorgan, ohne das der aufrechte Gang des Menschen nicht möglich wäre. Die Halswirbelsäule ist durch ihre komplizierte Anatomie und als Übergangsbereich zwischen Hals und Kopf in der Diagnostik und der Therapie einer der schwierigsten Abschnitte.

Wichtig
Die bekannten Symptome (Bewegungseinschränkungen, Bewegungsschmerzen, Kopf-, Nacken-, Schulter- und Armschmerz, Gefühlsstörungen, Neuralgien und Lähmungen, Schwindel, Übelkeit, Brechreiz, Ohrgeräusche) können durch Störungen der Wirbelsäule ausgelöst werden, die **arthrogener, myogener, funktionell-statischer, entzündlicher, neurogener, vasaler, vegetativer** und **tumoröser Art sein können**.

In selteneren Fällen sind die Beschwerden in anderen Fachgebieten zu suchen. Unklare Gesichtschmerzen, auch mit Ausstrahlung in den Nacken, haben ihre Ursache nicht selten im Bereich der Kiefergelenke mit Fehlbelastungen oder durch Abszesse. Die innere Medizin kennt Probleme vaskulärer Art (Migräne, Clusterkopfschmerz, Basilarinsuffizienz). Auch okuläre (Glaukom, Augenmuskelparesen) und otologische (vestibulärer Schwindel) Beschwerdebilder sind bekannt.

Mischbilder sind häufig und verschleiern die zugrunde liegende Ursache. Patienten werden oft von unterschiedlichen Fachärzten behandelt, ohne dass die eigentliche Ursache für die Beschwerden gefunden wird.

Im Folgenden wird versucht, die wichtigsten orthopädischen Erkrankungen der Halswirbelsäule und ihrer angrenzenden Strukturen mit kurzer Darlegungen der Klinik, Diagnostik und Therapie vorzustellen.

3.2 Erkrankungen der Halswirbelsäule

3.2.1 Anlagestörungen

Der kurze Abschnitt der Halswirbelsäule stellt unter Einbeziehung der besonderen Strukturen Okziput, Atlas und Axis sowie der Fülle von Abweichungen zur übrigen Wirbelsäule ein morphologisch sehr kompliziertes Gebilde dar. In den Übergangsbereichen der Wirbelsäule sind eine große Anzahl von Varianten und Fehlbildungen möglich.

Fehlbildungen der Halswirbelsäule

Neben segmentalen Störungen (Block-, Keil- und Halbwirbel) gibt es Hypoplasien bis zur totalen Aplasie, vor allem im oberen HWS-Bereich (siehe ◘ Abb. 3.1). Eine seltene Störung ist die Atlasassimilation (Fusion zwischen Atlas und Okziput). Die Spina bifida mit einem offenen hinteren Bogenanteil stellt eine Fusionsstörung dar.

Die angeborene Spaltbildung beider Bogenwurzeln (Spondylolyse) führt häufig zu einem Gleitvorgang der Wirbelkörper. Diese Störung ist als Spondylolisthese bekannt, tritt allerdings vor allem im Bereich der Lendenwirbelsäule auf. Das Klippel-Feil-Syndrom ist eine Kombinationsmissbildung, die mit einem ossären Schiefhals aufgrund multipler Deformierungen der Halswirbelkörper einhergeht. Eine zusätzlich angelegte Rippe am 7. Halswirbel (Halsrippe, siehe ◘ Abb. 3.2) kann Engpassprobleme durch Druck auf die A. subclavia bewirken, neurologische Auswirkungen sind hier jedoch selten.

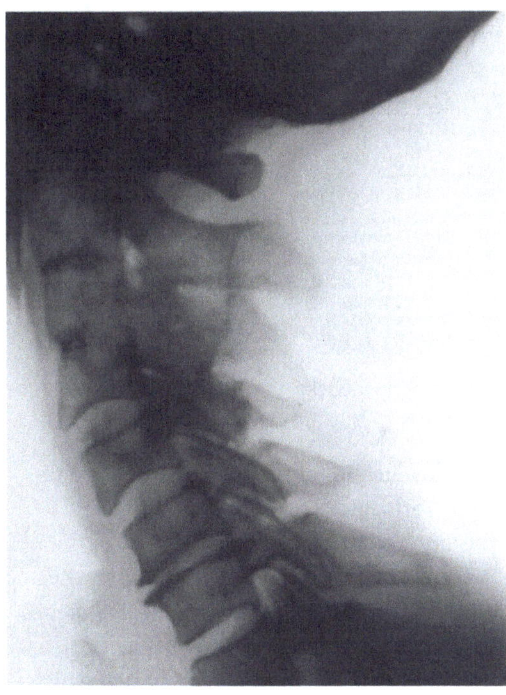

Abb. 3.1. Blockwirbel C3–4

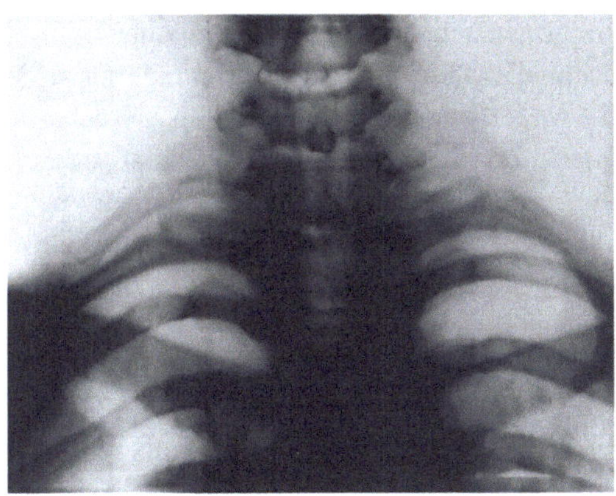

Abb. 3.2. Halsrippe rechts

Klinik

Im Vordergrund steht die Deformierung der Halswirbelsäule mit Fehlstellungen bis hin zur Skoliose sowie Bewegungseinschränkungen unterschiedlichen Ausmaßes. Neben Schmerzzuständen, die von den arthrogenen oder muskulären Strukturen ausgehen (Kopfschmerzen, Schwindel, Sehstörungen, Ohrgeräusche), zeigen sich auch neuralgische Probleme im Schulter-Arm-Bereich sowie Irritationen der Hirnnerven (Fazialisneuralgie).

Diagnostik

Meist ist eine konventionelle Röntgenaufnahme ausreichend. Zur exakten Differenzierung werden in unklaren Fällen auch die Computertomographie (CT) und bei Beteiligung der nervalen Strukturen die Magnetresonanztomographie (MRT) eingesetzt.

Therapie

In Abhängigkeit von dem Beschwerdebild und der Fehlbildung kommen operative Verfahren zum Einsatz. Neben äußerlich stabilisierenden Hilfsmitteln wird vor allem krankengymnastisch stabilisiert und überlastete Muskulatur physikalisch entspannt.

In vielen Fällen ist aber nur eine kausale Therapie möglich.

Skoliosen

Als Skoliose werden Wirbelsäulenverbiegungen in der Sagittalebene mit Rotation und Teilversteifung bezeichnet (siehe Abb. 3.3). Mobile seitliche Verbiegungen ohne Rotation kennen wir als Fehlstatik Skoliosen haben eine Primärkrümmung mit einer ausgleichenden Gegenkrümmung im darüber oder darunter liegenden Wirbelsäulenabschnitt. Neben S-förmigen Skoliosen finden wir auch doppel-S-förmige Ausprägungen. Die Primärkrümmung liegt überwiegend in der Brust- oder Lendenwirbelsäule. Die Ausgleichskrümmung betrifft aber häufig auch die Halswirbelsäule.

Primärkrümmungen in der Halswirbelsäule finden wir bei Fehlbildungen wie dem Klippel-Feil-Syndrom.

Die meist idiopathische Skoliose (d.h. ohne genaue Kenntnis der auslösenden Ursachen) ist bei Frauen häufiger und wird meist

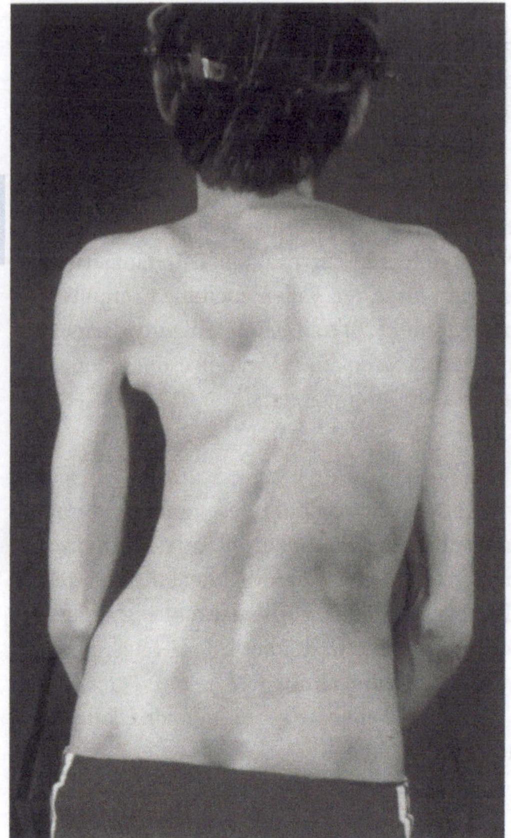

Abb. 3.3. Skoliose mit deutlicher Fehlstatik auch im Bereich der Halswirbelsäule

im Kindesalter (ca. 10. Lj.) erstmals diagnostiziert.

Als Genese werden vermehrt neurologische Einflüsse diskutiert. Es scheinen Muskelungleichgewichte durch eine veränderte Innervation der Muskulatur und dadurch bedingte zunehmende Fehlstellungen und Fehlentwicklungen der Wirbelsäule eine Rolle zu spielen. Auch eine Reihe anderer Ätiologien (kongenitale, metabolische, rheumatische u.a.) sind bekannt, treten in der Häufigkeit aber in den Hintergrund.

Klinik

Klinisch dominiert die Fehlstellung der Wirbelsäule. Typische Untersuchungsbefunde sind

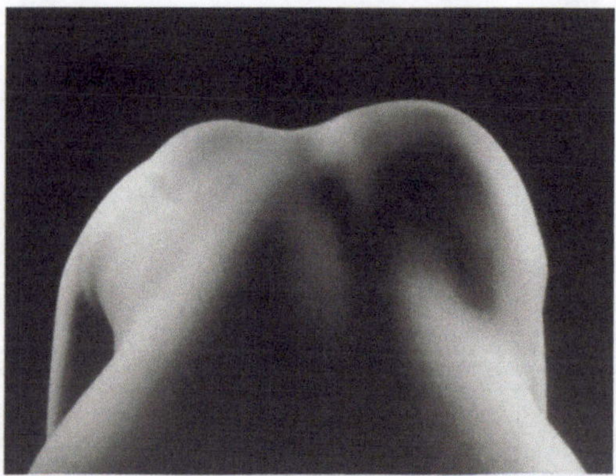

Abb. 3.4. Rippenbuckel und Lendenwulst

- die Abweichung vom Körperlot mit seitlicher Verbiegung,
- die unterschiedliche Schulterhöhe,
- die bei Inklination hervortretenden Zeichen Rippenbuckel und Lendenwulst (siehe Abb. 3.4) sowie
- die häufig eingeschränkte Bewegungsfähigkeit.

Im jugendlichen Alter sind die Skoliosen meist asymptomatisch. Erst im höheren Alter oder bei schneller Zunahme der Krümmung (vor allem in instabilen Lebensphasen: Wachstumsschübe, Gravidität, Klimakterium oder zunehmende degenerative Veränderungen wie Osteoporose) klagen die Patienten auch über Schmerzen, ausgehend von muskulären oder arthrogenen Strukturen.

Diagnostik

Neben der körperlichen Untersuchung mit typischen Befunden ist die konventionelle Röntgenaufnahme (s. Abb. 3.5) zur exakten Beurteilung des Schweregrades und des Verlaufes wichtig.

Wichtig

Es werden Aufnahmen der Wirbelsäule im Stehen angefertigt. Der Skoliosewinkel nach Cobb hat sich zur Einstufung der Verkrümmung durchgesetzt.

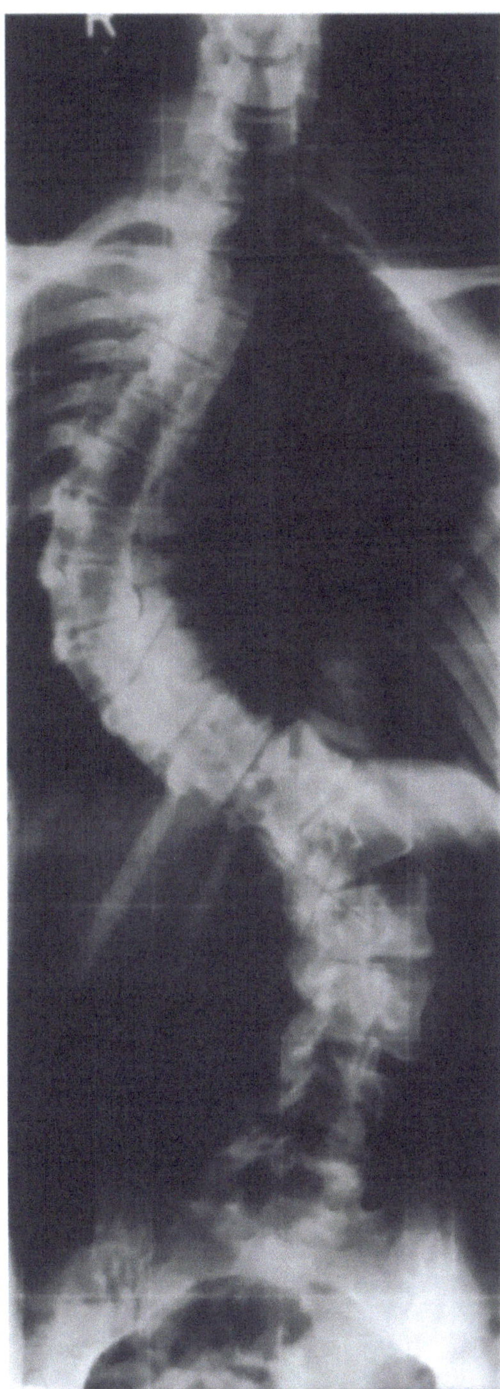

Abb. 3.5. Ausgeprägte Skoliose mit deutlicher Reaktion der Halswirbelsäule

Die Rotation wird meist nach dem Verfahren von Nash und Moe bestimmt.

Therapie

Die Haupttherapieform ist die Krankengymnastik. Verschiedene Verfahren haben sich hier bewährt. Neben neurophysiologischen Techniken (Bobath, Vojta) führt die Behandlungsmethode nach Katharina Schroth (meist in speziellen Kliniken angewandt) zu guten Ergebnissen.

In Abhängigkeit von dem Skoliosewinkel (Cobb) und der Progredienz der Erkrankung werden zur Korrektur oder Stabilisierung Orthesen eingesetzt. Bekannt sind aktive Korsettbehandlungen nach Cheneau, Bosten und Milwaukee. Eine Korsettbehandlung ist ab 20° Cobbwinkel zu diskutieren. Bei Winkeln über 50° wie auch beim Fortschreiten der Skoliose trotz intensiver konservativer Maßnahmen ist oftmals eine operative Versteifungsoperation notwendig. Bewährte Verfahren sind die Stabilisierung nach Harrington und Luque (s. Abb. 3.6). Postoperativ wird die Wirbelsäule nach anfänglicher Gipsruhigstellung mit einem Korsett stabilisiert (Korsett nach Stagnara mit Milwaukeekragen, s. Abb. 3.7).

Bei Erwachsenen und älteren Patienten können die Muskelschmerzen durch auflockernde Physiotherapie, Antiphlogistika und Muskelrelaxanzien sowie andere schmerzlindernde Verfahren (Akupunktur, Tens, TLA, Mesotherapie) behandelt werden.

3.2.2 Fehlstatik und Haltungsfehler

Die Haltung und Statik der Wirbelsäule unterliegt in der Entwicklung des Kindes vielen Einflüssen. Neben den motorischen Reifungsprozessen fließen belastungsabhängige Faktoren ebenso mit ein wie die geistig-seelische Entwicklung.

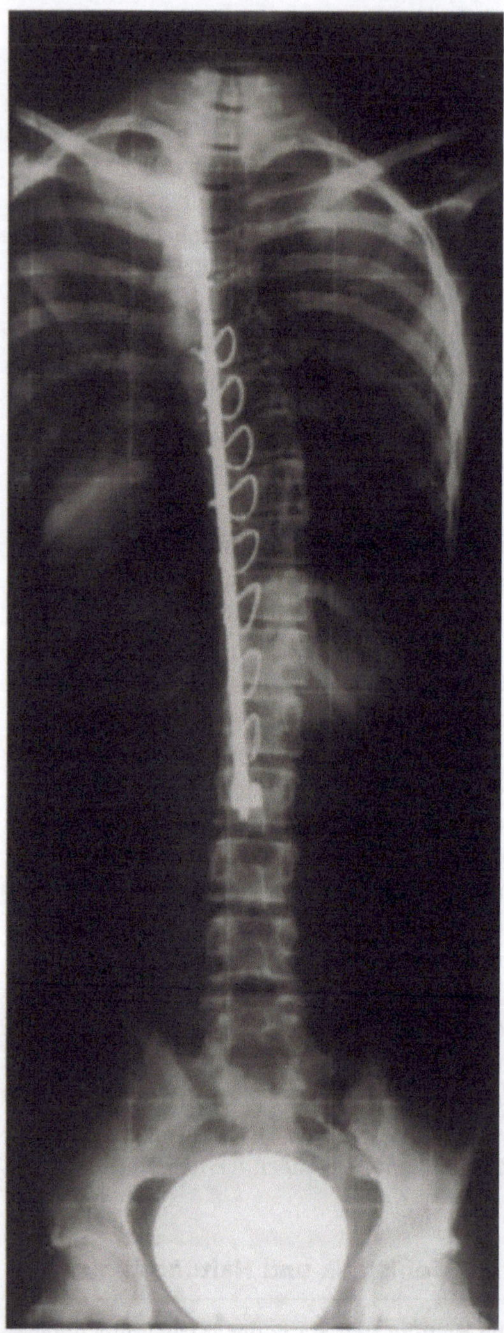

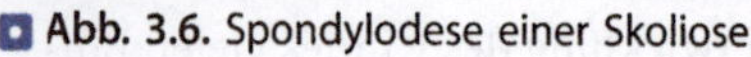

Abb. 3.6. Spondylodese einer Skoliose

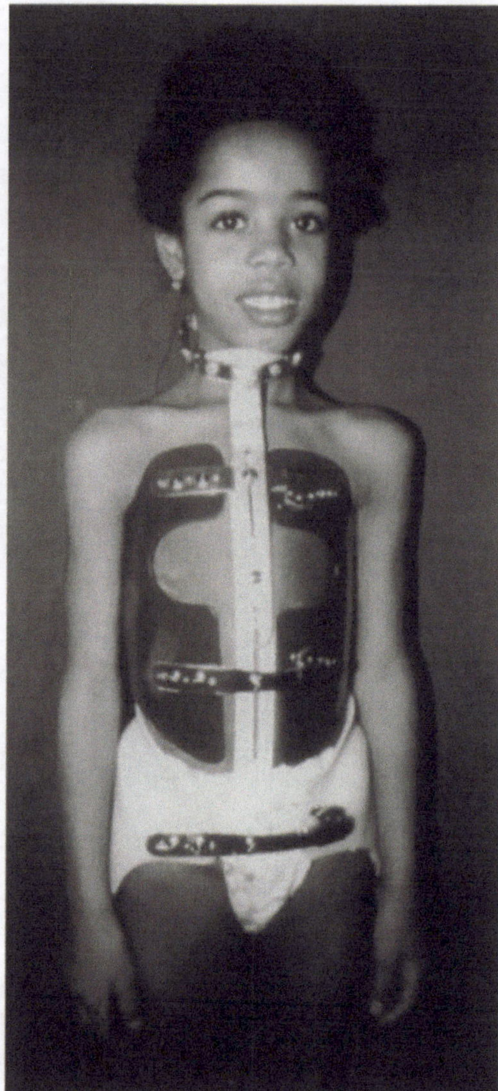

Abb. 3.7. Postoperatives Korsett zur Stabilisierung

Häufig werden bereits im Kindesalter die Weichen für spätere Probleme der Halswirbelsäule gestellt.

Wichtig

Auch die geistige und motorische Entwicklung der Kinder wird zum Teil durch **Asymmetrien der Kopfgelenke** im Säuglings- und Kleinkindesalter beeinflusst. Diese lösen sich aber oft von selbst auf. Bei Entwicklungsstörungen im Kleinkindesalter ist jedoch eine entsprechende Diagnostik und Therapie indiziert.

Eine allgemeine oder segmentale Hypermobilität, meist in Kombination mit einer insuffizienten Haltemuskulatur der Wirbelsäule, führt häufig zu Beschwerden. In den überwiegenden Fällen sind rezidivierende Blockierungen im oberen HWS-Bereich und eine Überlastung der Wirbelsäulenmuskulatur der Grund. Prototyp der zervikalen Hypermobilität ist die kindliche Pseudosubluxation C2/C3

Beinlängendifferenzen bewirken eine S-förmige Reaktion der Wirbelsäule (s. Abb. 3.8) mit regelmäßigen Fehlstellungen auch im Bereich der Halswirbelsäule (meist ohne Rotation) und dadurch eine chronische Fehl- und Überbelastung der muskulären und arthrogenen Strukturen. Inklinations und Reklinationsfehlhaltungen fördern ebenfalls eine ständige Überregulierung der Halsmuskulatur sowie eine chronische Fehlbelastung der Wirbelgelenke und Bandscheiben, vor allem in den Hauptbewegungssegmenten C4–C7.

Verstärkt werden diese Krankheitsbilder durch belastungsabhängige Faktoren (berufliche Über- oder Fehlbelastung, ungünstige sportliche Aktivitäten, falsche Arbeits- oder Sitzposition, schlechter Liegekomfort etc.).

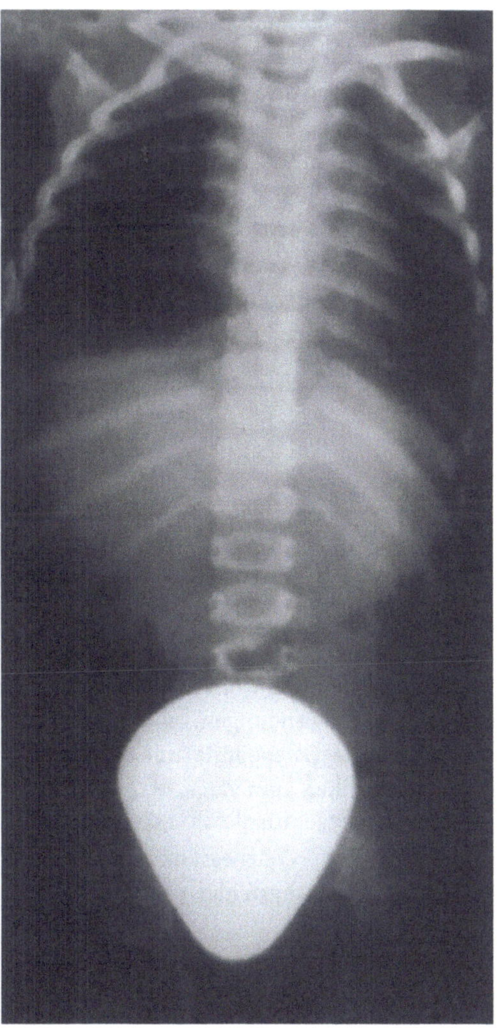

Abb. 3.8. Wirbelsäulenfehlstatik mit Seitverbiegung ohne Rotation

Klinik

Die Beschwerden durch eine falsche Statik sowie durch Haltungsfehler sind sehr vielseitig. Im Kindesalter fallen Entwicklungsstörungen, Lernschwierigkeiten sowie Unkonzentriertheit auf. Im Erwachsenenalter findet sich ein buntes Bild aus Bewegungsstörungen, Kopf- und Nackenschmerzen, Schwindel und pseudoradikulären Symptomen.

Diagnostik

Diagnostisch steht die körperliche Untersuchung nach manualtherapeutischen Gesichtspunkten im Vordergrund. Ergänzende Röntgenbilder sind in vielen Fällen sinnvoll. Eine weiterführende Diagnostik (CT, MRT etc.) kommt nur in Ausnahmefällen zur Anwendung. Die dreidimensionalen Statikvermessungen (Optrimetrie, s. ◘ Abb. 3.9), die seit einigen Jahren zunehmend Verbreitung finden, geben uns weitere hilfreiche Informationen zur Regulierung von statischen und haltungsbedingten Beschwerden und Störungen.

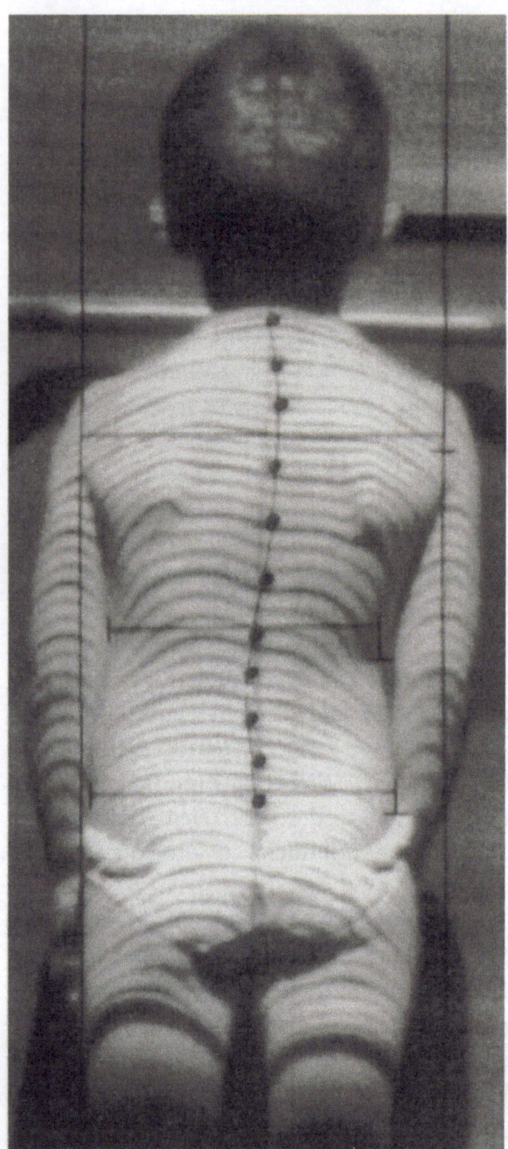

◘ **Abb. 3.9.** Klinische Darstellung der dreidimensionale Wirbelsäulenvermessung. Kind mit deutlicher Wirbelsäulenfehlstatik vor der Statikkorrektur

Therapie

Neben chirotherapeutischen Maßnahmen, bei erwachsenen Patienten dem Einsatz von Medikamenten (NSAP, Muskelrelaxanzien) sowie Injektionstherapien ist die wichtigste Therapie Krankengymnastik auf neurophysiologischer Basis (Bobath, Vojta) in Kombination mit physikalischen Anwendungen. Zunehmend kommt auch die Osteopathie mit neuen Behandlungstechniken zum Zuge.

Ein statischer Ausgleich nach exakter dreidimensionaler Vermessung verbessert ebenfalls viele Haltungsfehler und unterstützt die aktiven Therapien.

3.2.3 Traumatische Störungen

Schiefhals

Der muskuläre Schiefhals, auch als Torticollis bekannt, ist eine der frühesten traumatischen Veränderungen der Halswirbelsäule. Ursache für die hierbei vorliegende Verkürzung des M. sternocleidomastoideus ist in der Regel eine Muskeleinblutung entweder durch eine Muskelischämie oder durch Geburtsverletzungen, teilweise auch die Fibrosierungen des M. sternocleidomastoideus. Auch otologische, okuläre und neurologische Ursachen können zu einem muskulären Schiefhals führen. Die einfache und unkomplizierte Variante ist der reflektorische Schiefhals, meist durch unkontrollierte Bewegungen ausgelöst und durch Gelenkblockierungen fixiert.

Klinik

Der angeborene Schiefhals wird schon unmittelbar nach der Geburt festgestellt. Sekundär kann sich ohne Behandlung eine Gesichts- und Halswirbelsäulenskoliose entwickeln.

Der reflektorische Schiefhals tritt später auf. Die seitliche Neigung des Kopfes ist ebenfalls wie beim angeborenen Schiefhals mit einer Rotation zur Gegenseite kombiniert (s. ◻ Abb. 3.10). Der Muskelbauch des M. sternocleidomastoideus ist verhärtet.

Diagnostik

Wichtig ist zunächst die exakte körperliche und neurologische Untersuchung. Ergänzend kommen konventionelle Röntgenaufnahmen zum Einsatz. Okuläre und otologische Ursachen sollten ausgeschlossen werden.

Therapie

Die Therapie beginnt immer konservativ durch neurophysiologische Krankengymnastik und Lagerungstechniken. Vor Entwicklung von Sekundärveränderungen (Skoliose) wird eine operative Muskeldurchtrennung durchgeführt. Im Anschluss wird häufig eine Gipsbehandlung durchgeführt (s. ◻ Abb. 3.11).

Bei den reflektorischen Varianten ist neben einer antiphlogistischen und relaxierenden medikamentösen Therapie die Chirotherapie in Kombination mit Krankengymnastik erfolgreich. In einigen Fällen kommen auch kurzfristig stabilisierende Verbände oder Zervikalstützen zum Einsatz.

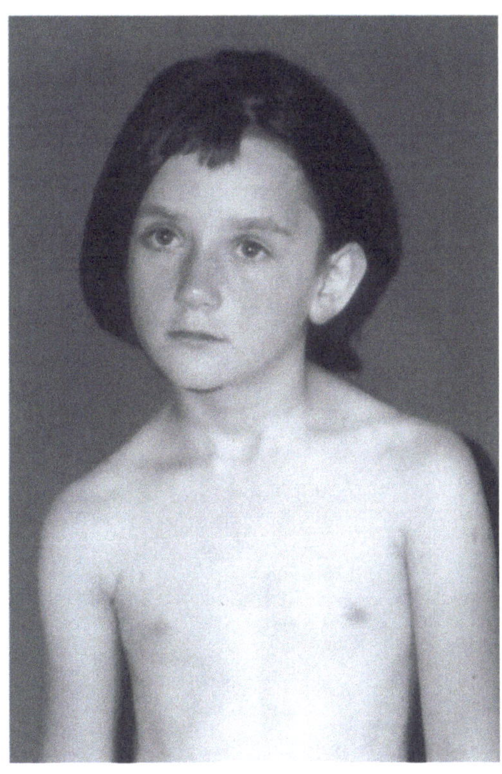

◻ **Abb. 3.10.** Muskulärer Schiefhals

3.2.4 Entzündliche Veränderungen

Fibromyalgiesyndrom (FMS)

Die auch als Weichteilrheuma bekannte Erkrankung geht mit generalisierten Schmerzen des Bewegungssystems einher. Es handelt sich um ein chronifiziertes Schmerzsyndrom ohne eine nachweisbare entzündliche Komponente. Sie kann als sekundäre Fibromyalgie bei entzündlichen Erkrankungen wie der rheumatischen Polyarthritis ebenso auftreten wie bei psychischen Symptomen (z.B. Depression) oder auch ohne klare Ursache.

> **Wichtig**
>
> Insgesamt ist die Entstehung noch sehr unklar, eine **psychosomatische Genese** wird aber diskutiert. Änderungen der **Schmerzregelsysteme** im Gehirn sind bekannt.

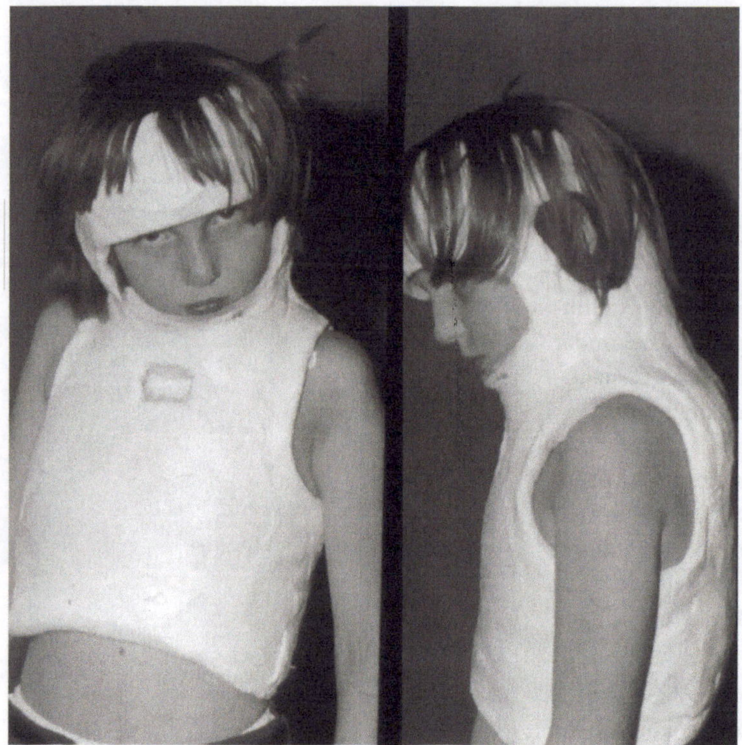

Abb. 3.11. Diademgips

Der Schmerz verselbständigt sich, ohne dass die schmerzhaften Strukturen selbst verändert oder gar entzündet sind. Es handelt sich aber trotzdem um echte und nicht etwa eingebildete Schmerzen.

Klinik

Es bestehen starke **Schmerzen in der Muskulatur und an den Sehnenansätzen**, zum Teil diffus am Körper, manchmal auch lokalisiert an einzelnen Körperpartien wie der Halswirbelsäule. Wir finden schmerzhafte Druckpunkte an den Sehnenansätzen und an typischen Muskelpunkten (**Tender-points**). Die Patienten haben das Gefühl, die Gelenke und Weichteile seien geschwollen, ohne dass hier ein echtes klinisches Substrat gefunden wird.

> **Wichtig**
> Regelmäßig finden wir Allgemeinsymptome wie Müdigkeit, Abgeschlagenheit, Schlafstörungen (die Patienten fühlen sich morgens wie gerädert) und Depressionen.

Diagnostik

Die charakteristische Krankengeschichte sowie die lokalen Fibromyalgie-Druckpunkte ergeben die Diagnose. Es finden sich keine typischen Laborwertveränderungen und kein auffälliges Röntgenbild.

Therapie

Neben medikamentöser Anwendung (Antiphlogistika, Muskelrelaxanzien) kommen lokale Injektionen (TLA, Mesotherapie) sowie Physiotherapie zum Einsatz. Häufig bleibt die Behandlung jedoch ohne wesentlichen Erfolg.

Wichtig
Es haben sich hierfür psychosomatische Ansätze mit Patientenschulung bewährt. In hartnäckigen Fällen wird die Therapie durch Antidepressiva ergänzt.

Polymyalgia rheumatica

Wichtig
Es handelt sich um eine entzündlich-rheumatische Erkrankung meist älterer Menschen. Die Genese ist unklar, **Störungen im Immunsystem** werden diskutiert.

Klinik

Es bestehen reißende, nächtlich verstärkte Schmerzen in der Muskulatur. Der Schulter-Nacken-Bereich ist verstärkt betroffen, aber auch ein Beckentyp ist bekannt. Ein starkes Krankheitsgefühl geht oft mit Gewichtsabnahme, Fieberschüben, Gelenkschmerzen und Sehstörungen einher.

Diagnostik

Im Gegensatz zum FMS finden sich neben den Ähnlichkeiten im klinischen Bild eindeutige Veränderungen der Laborwerte (erhöhte Blutsenkung, normale Muskelenzyme). Bei feingeweblichen Untersuchungen der Schläfenarterie findet sich zu 30% das Bild einer Riesenzellarteriitis.

Therapie

Das gute Ansprechen auf Cortisonpräparate ist typisch für diese Erkrankung. In sehr akuten Phasen können zur Reduzierung der Cortisondosis auch Immunsuppressiva ergänzend eingesetzt werden.

Rheumatoide Arthritis

Charakteristische entzündliche Veränderungen der Synovialis mit Schäden der Wirbelgelenke, Bänder und Arrosionen der Wirbelkörper, finden sich verstärkt im Bereich der Halswirbelsäule. Neben der Zerstörung des Gelenkknorpels, kommen Instabilitäten und Versteifungen vor allem in den Übergangszonen vor.

Zunächst treten Schmerzen durch die Wirbelgelenks- und Bandentzündungen auf. Damit verbunden sind Bewegungseinschränkungen und kompensatorische Muskelschmerzen im Schulternackenbereich. Durch länger bestehende entzündliche Prozesse gibt es Arrosionen der Wirbelstrukturen mit Instabilitäten insbesondere zwischen Atlas, Axis und dem Okziput. Die schwerste Form ist die basiläre Impression mit dem Höhertreten des Dens axis ins Foramen magnum. Daraus kann eine Ateminsuffizienz mit Todesfolge resultieren.

Diagnostik

Neben der Labordiagnostik mit positiven Rheumawerten werden zunächst konventionelle Röntgenbilder angefertigt. Bei unklaren Befunden wird zusätzlich ein MRT, ein CT und in manchen Fällen auch eine Szintigraphie durchgeführt.

Therapie

Die Basistherapie reduziert die entzündliche Aktivität. Eine Schmerzbehandlung kann sowohl medikamentös als auch durch Injektionen und Akupunktur erfolgen. Krankengymnastik entlastet die angegriffenen knöchernen Strukturen und stabilisiert die Muskulatur. In fortgeschrittenen Stadien kommen Orthesen, in seltenen Fällen auch operative Stabilisierungen zum Einsatz.

Bechterew-Strümpell-Marie-Krankheit

Die Bechterew-Strümpell-Marie-Krankheit (spondylitis ankylosans) ist eine rheumatisch entzündliche Erkrankung. Die chronische Entzündung wird ausgelöst durch die Reaktion des HLA-B-27-Moleküls, bevorzugt auf bestimmte Darm- oder Urogenitalerreger. Die T-Lymphozyten erkennen diese Erreger, können sie aber nicht zerstören. Die Folge ist eine chronisch ossifizierende Entzündung der Wirbelfacetten und Wirbelsäulenbänder mit zunehmender Versteifung.

Klinik

Das Leitsymptom ist der Rückenschmerz, beginnend meist an der unteren LWS und den Iliosakralgelenken. Neben der Morgensteifigkeit der Wirbelsäule und auch der peripheren Gelenke dominieren Achillessehnenschmerzen und eine Gefäß- und Herzbeteiligung.

> **Wichtig**
> Nach zunehmender **Versteifung** und **Ausbildung einer Kyphose** treten die statischen Beschwerden der Halswirbelsäule aufgrund der starken Fehlstellung mehr und mehr in den Vordergrund.

Diagnostik

Die Untersuchung mit charakteristischen Zeichen (Menell'sches Zeichen) und einer zunehmenden Bewegungseinschränkung und Verformung der Wirbelsäule ergänzt die Röntgenaufnahmen mit den typischen »bunten« Bildern. Entzündliche Veränderungen mit Erosionen, Sklerosierungen und Ankylosierungen findet man neben Kastenwirbeln und zunehmenden Syndesmophyten bis hin zur bekannten Bambusstabwirbelsäule (s. Abb. 3.12).

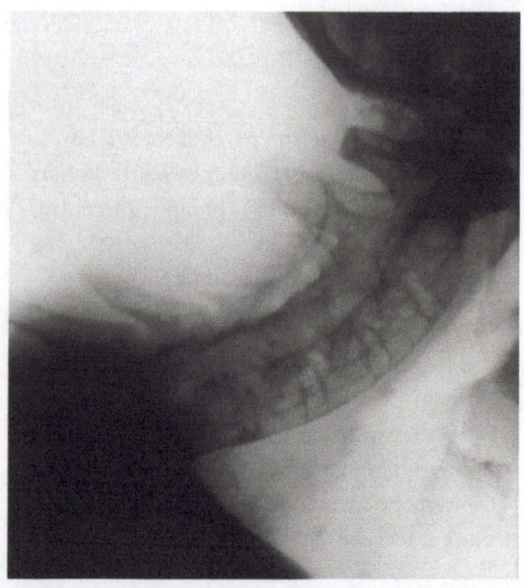

Abb. 3.12. Bechterew-Strümpell-Marie Krankheit der Halswirbelsäule

> **Wichtig**
> Das MRT gibt Aufschluss über die aktuellen Entzündungsprozesse.
> Laborchemisch erhöht ist die **Blutsenkung** (BSG), das CRP und das **HLA-B-27** (über 80%).

Therapie

Die Hauptbehandlung ist die Physiotherapie. Die medikamentöse Behandlung umfasst Antirheumatika, Kortikoide und Basispräparate (Immunsuppressiva).

Spondylitis und Spondylodiszitis

Eine Reihe weiterer entzündlicher Veränderungen, meist aber selten auftretende Erkrankungen, bewirken Störungen an der Wirbelsäule. In dieser Gruppe finden wir die Psoriasis-Arthropathie, die Reiter-Krankheit (postinfektiöse Spondylitis) und die Spondylitis tuberculosa. Auch als Folge einer bakteriellen Infektion oder verschleppt nach Wirbelsäulenoperationen kann eine Spondylitis auftreten, oft kombiniert mit einer Spondylodiszitis. In Abhängigkeit von der Genese und dem Zeitpunkt der Diagnosestellung können sich **Abszedierungen** in den paravertebralen Weichteilen wie auch den angrenzenden anatomischen Strukturen entwickeln.

Klinik

Die Symptome sind zum Teil uncharakteristisch. Es dominiert der Schmerz im Bereich der Halswirbelsäule und die Bewegungseinschränkung. Klopf- und Erschütterungsschmerzen finden sich in vielen Fällen. Es treten Temperaturerhöhungen auf, der Allgemeinzustand ist reduziert. Bei längeren Verläufen kommt es zur Wirbelkörperverschmelzungen (s. ◘ Abb. 3.13).

Diagnostik

Neben der körperlichen Untersuchung werden Röntgenaufnahmen der Halswirbelsäule angefertigt. Bei Verdacht auf eine entzündliche Genese werden die Laborwerte kontrolliert (BSG, Blutbild, CRP und bei besonderem Verdacht weitere krankheitsspezifische Abklärung).

In Einzelfällen werden CT, MRT oder Szintigraphie eingesetzt (s. ◘ Abb. 3.14).

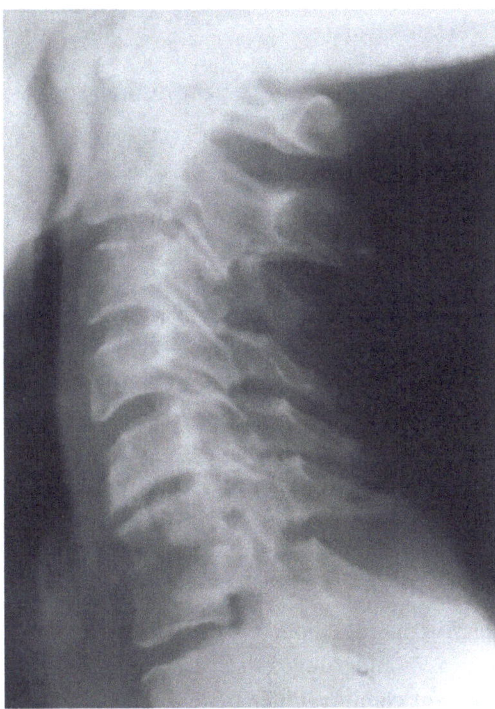

◘ **Abb. 3.13.** Zustand nach Spondylitis C6/C7 mit Spontanfusion

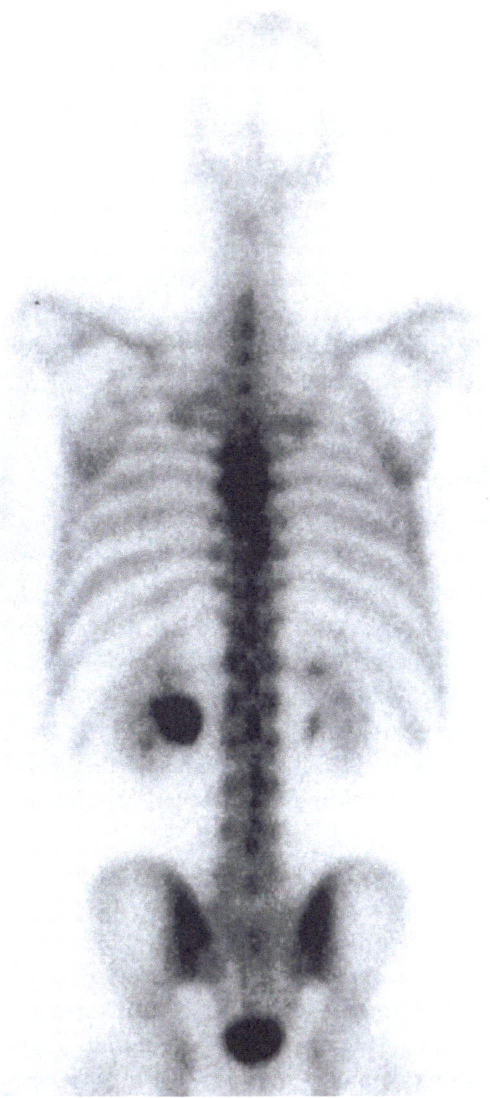

◘ **Abb. 3.14.** Reaktive, seronegative Spondylitis nach chronischer Clavikulaosteomyelitis

Therapie

Im Vordergrund steht die Schmerzbehandlung – medikamentös und durch Ruhigstellung. Nach Bestimmung der Laborwerte und Feststellung der Grunderkrankung kommen Antibiotika oder Tuberkulostatika zum Einsatz. In wenigen Fällen muss eine operative Intervention mit Herdausräumung, oft auch mit Stabilisierung, durchgeführt werden. Nach Rückbildung der akuten Symptome erreicht man die Wiederherstellung der Wirbelsäulenfunktion mit intensiver Krankengymnastik.

3.2.5 Degenerative Veränderungen

Zervikalsyndrom

Das Zervikalsyndrom ist ein Sammelbegriff für Beschwerden im Halswirbelsäulenbereich. Es bezeichnet eine Vielzahl auslösender Ursachen und unterschiedlicher Symptomenkomplexe. Als Auslöser kommen arthrogene, muskuläre, nervale, vegetative sowie auch (seltener) vasale, otogene und dentogene Faktoren in Betracht.

Chondrose und Osteochondrose

Belastungs- und auch Alterungsfaktoren bewirken einen Flüssigkeitsverlust der Bandscheiben. Der Elastizitätsverlust des Gallertkerns führt zu Verletzungen des Faserringes mit Höhenverlust (Chondrose), die Stoßdämpferfunktion nimmt ab.

Die Überbelastung der begleitenden Wirbelkörper fördert eine Zunahme der Knochendichte an den Grund- und Deckplatten (Osteochondrose).

Spondylose

Die stärkere Belastung der Wirbelkörper bewirkt eine Ausziehung der Wirbelkörperkanten als Abstützreaktion. Diese Randanbauten (Spondylophyten) können ventral und dorsal entstehen und teilweise Bandscheiben überbrücken (s. ◘ Abb. 3.15).

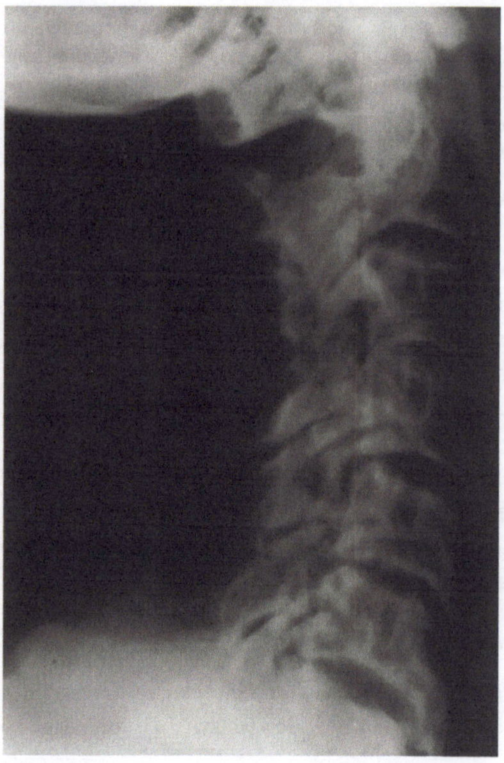

◘ **Abb. 3.15.** Spondylose der Halswirbelsäule

Spondylarthrose und Unkovertebralarthrose

Degenerative Veränderungen in den Wirbelgelenken der Halswirbelsäule (Spondylarthrose) führen auch zu einer Umformung der Processi uncinati (Unkovertebralarthrose) und dadurch zur Einengung der Zwischenwirbellöcher. Der Begriff Unkovertebralarthrose ist allerdings nicht richtig, da es sich nicht um Gelenkstrukturen, sondern nur um gelenknahe Strukturen handelt. Die jedoch entstandene knöcherne Einengung der Foramina intervertebralia kann langsam zu Nerven- und Gefäßkompressionen führen.

Protrusion und Bandscheibenprolaps

Durch den Elastizitätsverlust und die degenerativen Veränderungen des Faserringes kommt es zu Vorwölbungen der Bandscheibe (Protrusion). Der Faserring und das Längsband der

Wirbelkörper sind nicht perforiert. Nach der Perforation des Faserringes können Teile des Nucleus pulposus unter das Längsband treten (Bandscheibenvorfall, subligamentär) oder nach Läsion des Längsbandes in den Wirbelkanal austreten (Bandscheibenvorfall, sequestriert).

Zervikozephales Syndrom

Auslöst wird das Syndrom meist durch Störungen in der Funktion der oberen Halswirbel, durch Fehlstellungenund Blockierungen. Degenerative Veränderungen mit Spondylophyten und Unkovertebralosteophyten sowie eine Einengung der Gefäße (A. vertebralis) und der nervalen Strukturen (Sympatikus, N. occipitalis) können eine Rolle spielen.

Klinik

Es treten Schmerzen in der oberen Halswirbelsäule mit Ausstrahlung ins Okziput auf, zum Teil bis in die Schläfenregion.

> **Wichtig**
> Daneben finden wir kompensatorische Myogelosen im Schulter-Nacken-Bereich. Schwindel, Kopfschmerz (oft lageabhängig), Gleichgewichts- und Sehstörungen (ebenfalls lageabhängig) runden das klinische Bild ab.

Diagnostik

Die körperliche Untersuchung wird nach manualtherapeutischen Grundsätzen vorgenommen. Röntgenaufnahmen in 2 Ebenen mit Schrägaufnahmen in 45° zur Beurteilung der Foramina intervertebralia.

> **Wichtig**
> In Abhängigkeit von der Klink sollte eine Abklärung der Gefäßsituation wie auch eine Untersuchung der Augen und Ohren erfolgen.

Bei therapieresistenten Beschwerden werden weitere Maßnahmen wie MRT oder CT der Halswirbelsäule und des Schädels zum Ausschluss intrakranieller Probleme veranlasst.

Therapie

Die Therapie erfolgt konservativ mit physikalischen und medikamentösen (antiphlogistisch, relaxierend) Verfahren sowie Injektionsverfahren (TLA, Mesotherapie, paravertebrale Injektionen, Facettenblockaden).

Unterstützend kommt auch hier auflockernde Krankengymnastik zum Einsatz.

Zervikobrachialgie

Unter Zervikobrachialgie versteht man Beschwerden im Bereich der Halswirbelsäule mit Ausstrahlung in die oberen Extremitäten. Bei einem unspezifischen, nicht segmentalen Schmerzbereich spricht man von pseudoradikulären Problemen. Als Ursache ist meist eine Kombination der oben beschriebenen morphopathologischen degenerativen Veränderungen mit reaktiver Muskelverspannung und zum Teil einer leichten unspezifischen Reaktion nervaler Strukturen festzustellen. Lokale mechanisch entzündliche Veränderungen, ausgelöst durch die degenerativen Umbauprozesse, spielen oft ebenfalls eine Rolle.

Klinik

Charakteristisch sind Schmerzen in der Halswirbelsäulenmuskulatur mit Ausstrahlung in die oberen Extremitäten. Bewegungs- und Ruheschmerzen sind von starken Myalgien begleitet.

Intermittierende Sensibilitätsstörungen und Parästhesien lassen sich ebenso wie die Schmerzen nicht sicher einem Segment zuordnen. Es treten multiple Myogelosen in der Schulter-Nacken-Muskulatur auf.

Diagnostik

Die Untersuchung wird nach manualtherapeutischen und neurologischen Gründsätzen vorgenommen. Neben Röntgenaufnahmen gelingt eine sichere Beurteilung durch die MR-Tomographie.

Therapie

Die akute Schmerzbehandlung erfolgt mit manualtherapeutischen Mobilisierungen und Manipulationen.

Sie erfolgt über medikamentöse Unterstützung (Antiphlogistika, Muskelrelaxanzien) sowie Injektionstherapie (paravertebral, TLA, Mesotherapie). Sowohl Akupunktur als auch osteopathische Verfahren treten mehr und mehr in den Vordergrund. Die analgetischen Maßnahmen unterstützend wird Krankengymnastik mit entspannenden und stabilisierenden Techniken angewandt.

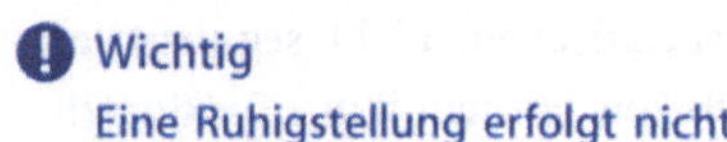

Wichtig

Eine Ruhigstellung erfolgt nicht.

Wurzelreizsyndrom

Ursächlich kommen neben den degenerativen Veränderungen mit einer Einengung der Zwischenwirbellöcher vor allem auch Protrusionen und Bandscheibenvorfälle vor.

Klinik

Neben Myalgien, Myogelosen und Bewegungseinschränkungen der Halswirbelsäule dominieren jedoch die peripheren Probleme. Die Schmerzen strahlen von der Halswirbelsäule in die oberen Extremitäten aus. Intermittierende oder permanente Parästhesien und Sensibilitätsstörungen treten oft kombiniert mit zunehmendem Kraftverlust oder Lähmungen (Kennmuskeln der einzelnen Segmente) auf. Die klinischen Symptome lassen sich deutlich den Dermatomen der einzelnen Wirbelsäulensegmente zuordnen. Kopffehlstellungen bis hin zum akuten Schiefhals treten oft als Ausweichhaltung und Kompensationsversuch des Körpers auf. Bei länger anhaltender Symptomatik entstehen auch Muskelatrophien.

Die peripheren Symptome sind meist durch eine spezielle Kopfstellung zu verstärken ebenso wie zu entlasten. Eine Traktion reduziert die Beschwerden, eine Kompression führt meist zu einer Verstärkung.

Diagnostik

Wie bei allen unklaren Schmerzen der Wirbelsäule ist die manualtherapeutische und neurologische Untersuchung mit einer exakten Anamneseerhebung sehr wichtig. Als technische diagnostische Verfahren wird zunächst die Röntgenaufnahme in 4 Ebenen eingesetzt.

Die MR-Tomographie informiert zuverlässig über die aktuelle Bandscheibensituation. Computertomogramme treten hier in den Hintergrund und sind nur bei der Beurteilung der knöchernen Situation wichtig. Für die Einschätzung des weiteren Vorgehens ist die exakte klinische neurologische Untersuchung wichtig. Die Segmentzuordnung wird nach der Sensibilität, Motorik und Reflexprüfung beurteilt. Radikuläre Probleme finden sich bis auf sehr seltene Fälle im Bereich zwischen C5 und C8.

Die Einteilung erfolgt nach Dermatom, Kennmuskeln und Muskeleigenreflexen der einzelnen Halswirbelsäulensegmente.

Merke

Segment C5: Sensibilitätsstörung am lateralen Oberarm. Kennmuskeln: M. deltoideus und Bizeps. Bizepssehnenreflex.

Segment C6: Sensibilitätsstörung radialer Unterarm mit Daumen und Zeigefinger. Kennmuskeln: Bizeps und Unterarmstrecker. Brachioradialissehnenreflex.

Segment C7: Sensibilitätsstörung des Mittelfingers. Kennmuskeln: Trizeps und Unterarmflexoren. Trizepssehnenreflex.

Segment C8: Sensibilitätsstörung am ulnaren Unterarm mit Ringfinger und kleinem Finger. Kennmuskeln: Fingerspreizer. Flexion bei geschlossener Faust. Kein typischer Reflex.

Therapie

Die Therapie richtet sich nach Art und Schwere sowie nach dem Verlauf der Erkrankung.

Im Frühstadium noch ohne definitive neurologische Problematik erzielen Verfahren der Schmerzbehandlung mit Medikamenten (Muskelrelaxanzien, Antiphlogistika), Injektionstechniken (paravertebrale Injektionen, TLA, Mesotherapie) und Infusionstherapien gute Ergebnisse.

Schmerzabhängig werden kurzfristig auch Entlastungen durch Zervikalstützen sowie durch manualtherapeutische Traktionen erreicht. Krankengymnastisch überwiegen ebenfalls Traktionen, manuell oder mit Geräten (Glissonschlinge), sowie Dehnungen und Entlastungen im Schlingentisch. Nach Rückbildung der Akutsituation fördern stabilisierende krankengymnastische Techniken eine schnellere Wiederherstellung der Wirbelsäulenfunktion.

In schwereren Fällen und beim Auftreten von neurologischen Ausfällen (Lähmungen, Reflexausfall und dauerhafte Gefühlstörungen) ist zunächst meist Schonung und Bettruhe mit antiphlogistischer Therapie, am günstigsten über Infusionen, das Mittel der Wahl. Auch über eine Dauerextension wird in vielen Fällen ein Rückgang der Akutproblematik erreicht. Krankengymnastisch sollte ebenfalls auf eine Entlastung der gereizten Strukturen geachtet werden.

Mit konservativen Maßnahmen erreicht man erfahrungsgemäß an der Halswirbelsäule gute Erfolge. Die neurologischen Ausfälle sind in ihrer Stärke und dem Verlauf genau zu beobachten. Bei Zunahme der Neurologie trotz intensiver Behandlung müssen auch an der Halswirbelsäule operative Maßnahmen in Betracht gezogen werden.

> **Wichtig**
> Neben den von **dorsal** durchgeführten **Nukleotomien** kommen bei ungünstiger Lage des Bandscheibenvorfalls Nukleotomien von **ventral** mit einer gleichzeitigen **Spondylodese** zum Einsatz (s. Abb. 3.16).

In der letzten Zeit etablieren sich auch die Kathetertechniken nach Professor Racz.

> **Wichtig**
> Es wird dabei über einen Periduralkatheter, der vor dem Bandscheibenvorfall platziert wird, neben Kortikoidpräparaten und einer Enzymlösung (Hylase zur Verwachsungsreduzierung) konzentrierte Kochsalzlösung (10%) infundiert.

Über die Osmose erreicht man in vielen Fällen eine Abschwellung und Schrumpfung des Bandscheibenvorfalls und dadurch einen Rückgang der klinischen Symptome.

Postoperativ nach Spondylodesen stabilisiert man mit einer Zervikalstütze die Halswirbelsäule für etwa 4–6 Wochen. Anschließend folgt ein schrittweiser Übergang auf mobilisie-

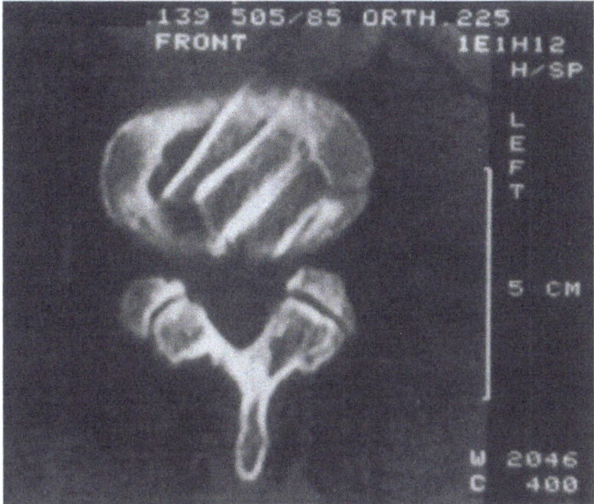

Abb. 3.16. MRT nach Spondylodese der Halswirbelsäule mit Knochenblöcken

rende und stabilisierende krankengymnastische Verfahren. Nach Nukleotomien wird kurz nach der Operation bereits mit Krankengymnastik begonnen. Nach den Kathetertechniken ist eine Krankengymnastik nicht zwingend erforderlich, in Einzelfällen aber sinnvoll.

Zervikale Myelopathie

Durch die engen periduralen Verhältnisse im Bereich der Halswirbelsäule wirken sich Raumforderungen im Spinalkanal oft in Form einer Myelopathie aus. Raumforderungen können durch sequestrierte Bandscheibenvorfälle, eine degenerativ bedingte Spinalkanalstenose sowie durch Wirbelkörperverschiebungen bei Spondylolisthese ausgelöst werden.

Es treten variable neurologische Erscheinungen auf. Hauptlokalisation sind die unteren Extremitäten. Dem Querschnittssyndrom ähnelnde Gefühlstörungen mit spastischen Paresen und pathologischen Reflexen werden gefunden. Es fehlen Schmerzen, neurologische Störungen treten langsam auf.

Diagnostik

Eine exakte neurologische Untersuchung ist notwendig. Röntgenaufnahme, CT und MRT werden zur Differenzierung der Genese eingesetzt.

Therapie

Nur eine operative Entlastung kann zunehmende bis dauerhafte neurologische Ausfälle vermeiden.

3.2.6 Tumorerkrankungen

Intramedulläre Tumoren

Seltene intramedulläre Tumoren (Ependymom, Astrozytom, vaskuläre Tumoren) stellen immer noch ein erhebliches Problem dar, da die Zugangsmöglichkeiten ebenso wie die Resektionsbereiche eingeschränkt sind.

> **! Wichtig**
> Durch die MR-Tomographie ist die Diagnostik im Gegensatz zu den früher üblichen Punktionen erheblich verbessert. Es sind nun auch radikale Tumorentfernungen unter Schonung der Rückenmarksstrukturen möglich.

Dies ist sehr erfreulich, da es sich bei diesen Tumoren häufig um benigne Formen handelt.

Extramedulläre Tumoren

Auch die extramedullären Tumoren (Meningeome, Neurinome) sind größtenteils gutartig. Auch hier sind operative Entfernungen notwendig, wobei häufig nur die komprimierenden Anteile entfernt werden können. Erneute Operationen sind nicht selten.

Diagnostisch finden sich Usuren der Bogenwurzeln auf den Röntgenbildern. Ergänzende Computertomographie und MR-Tomographie, selten auch szintigraphische Untersuchungen, helfen die Diagnose zu sichern.

Extradurale Tumoren

Es kommen osteoplastische sowie osteolytische Metastasen von sehr unterschiedlichen Primärtumoren vor. Auch Primärtumoren (Sarkom, Plasmozytom, s. ■ Abb. 3.17 und 3.18) werden an der Halswirbelsäule gefunden. Es sind die Bogenwurzeln wie auch die Wirbelkörper betroffen. Pathologische Frakturen sind nicht selten. Auch benigne Formen wie das Osteochondrom sind in seltenen Fällen zu finden (s. ■ Abb. 3.19).

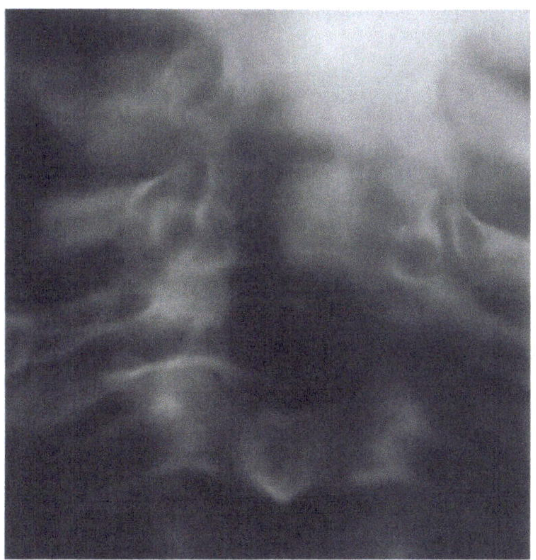

Abb. 3.17. Röntgenbild eines Plasmozytoms der Halswirbelsäule

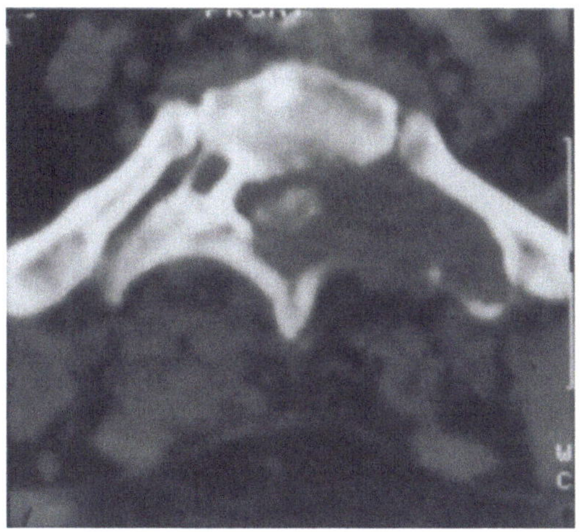

Abb. 3.18. Bild eines Plasmozytoms der Halswirbelsäule

Diagnostisch werden in der Regel zunächst konventionelle Röntgenbilder angefertigt.

Zur weiteren Diagnostik kommen CT, MRT und Szintigraphie zum Einsatz.

Hämangiome sind Zufallsbefunde auf den Röntgenaufnahmen (Streifenmuster der Wirbelkörper) oder bei der MR-Tomographie ohne größere klinische Relevanz.

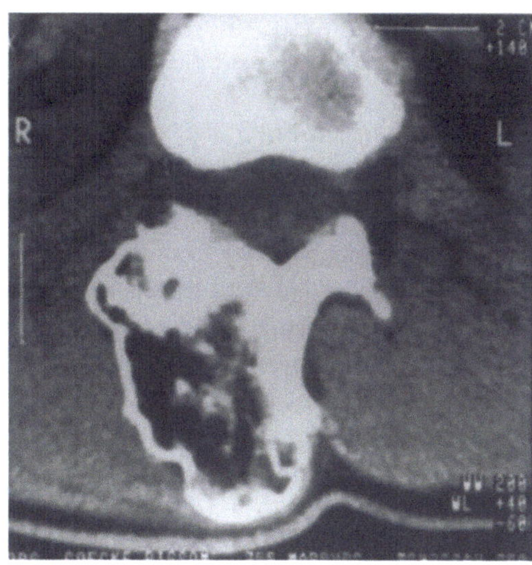

Abb. 3.19. Bild eines Osteochondroms der Wirbelsäule

Klinik

Die Klinik ist in Abhängigkeit der Art des Tumors, der Lokalisation und des Stadiums sehr unterschiedlich. Es kann ein buntes Bild rund um das Zervikalsyndrom auftreten.

Im Vordergrund stehen Schmerzen in Ruhe und Bewegung. Bei weiterem Fortschreiten finden wir aber auch neurologische und myelopathische Symptome.

Therapie

Auch die Therapie richtet sich nach Art und Schwere des Tumors. In vielen Fällen wird eine operative Entlastung versucht. Es folgt eine äußere oder innere (operative) Stabilisierung.

3.3 Spezielle Diagnostikverfahren

Aus dem großen Spektrum der diagnostischen Hilfsmittel sollen zwei neuere Verfahren dargestellt werden, die sich in der orthopädischen Diagnostik zunehmend etabliert haben. Mit beiden Verfahren bekommen wir wichtige Informationen über Funktionsstörungen der Wirbelsäule und Wirbelsäulenmuskulatur, die uns gleichzeitig helfen, neben der Diagnosestellung die therapeutischen Mittel richtig einzusetzen.

3.3.1 Oberflächen-EMG

Wichtig

Mit dem Oberflächen-EMG (Sinfomed) erhält man schnelle und reproduzierbare Informationen über die **Relaxations- und Kontraktionsfähigkeit** der getesteten Muskulatur. Hautelektroden werden bipolar auf die Referenzmuskeln der einzelnen Wirbelsäulensegmente oder auf die zu testende Muskulatur geklebt.

Die Messung erfolgt völlig schmerzlos. Der Ruhetonus gibt Auskunft über die Entspannungsfähigkeit der Muskulatur (s. Abb. 3.20). Bei der Messung der isometrischen Kontraktion können Kontraktionsdefizite und Muskelatrophien (s. Abb. 3.21) im Seitenvergleich dargestellt werden. Die Bewegungsharmonie oder Störung wird mit funktionellen Tests (regelmäßige Bewegung mit Inklination und Reklination der HWS) aufgezeigt. Mit dem Biofeedbackverfahren können der Patient und der Behandler die Muskelsituation am Bildschirm während der Anspannungs- und Bewegungssituation überprüfen. Die Auswirkung von Stellungs- und Haltungsverbesserung der Wirbelsäule kann sofort überprüft werden. Dieses unkomplizierte Diagnostikverfahren ist eine große Hilfe bei der Diagnosestellung, bei der Einleitung der richtigen Therapiemaßnahmen und der Kontrolle des Erfolges. Mit dem Biofeedback greift dieses Verfahren in die Therapie mit ein. Der Patient entwickelt durch die unmittelbare Kontrolle seiner Muskulatur ein besseres Körpergefühl und kann somit ungünstigen, die Wirbelsäule belastenden Körperhaltungen (bevorzugt die HWS belastend) vorbeugen.

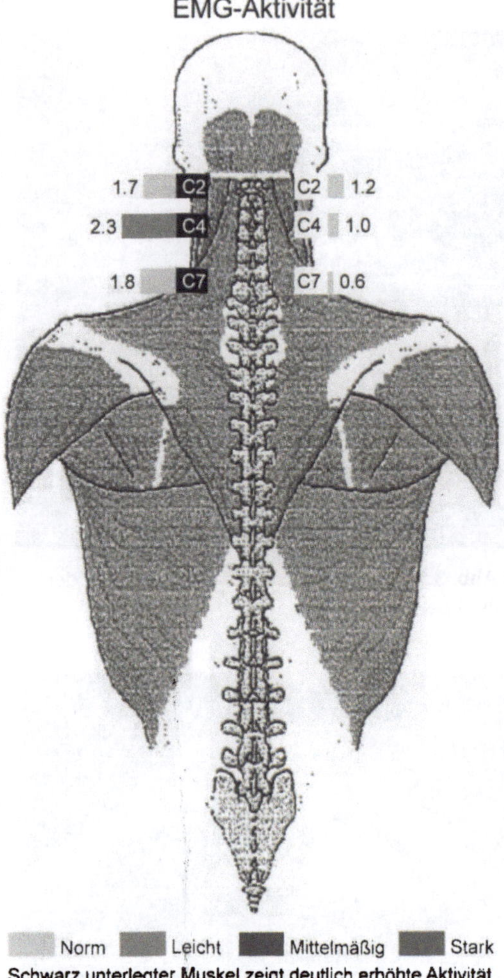

Abb. 3.20. Oberflächen-EMG, Ruhetonus im Seitenvergleich

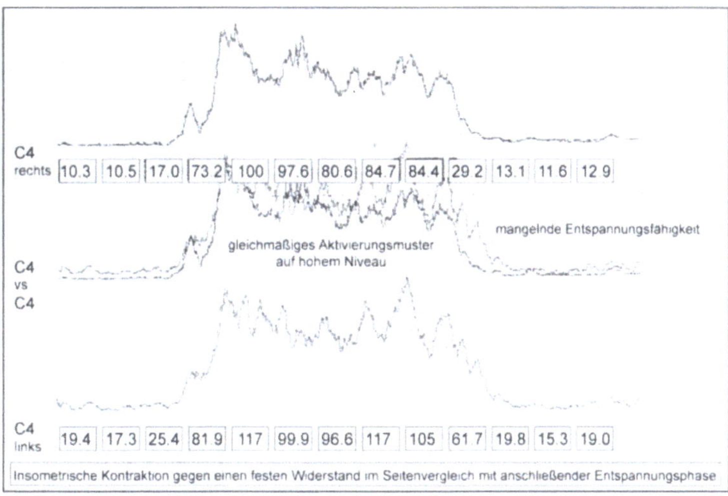

Abb. 3.21. Oberflächen-EMG, isometrische Anspannung mit Relaxation im Seitenvergleich

3.3.2 Lichtoptische Wirbelsäulenvermessung Optrimetrie

Die dreidimensionale Darstellung des Wirbelsäulenverlaufes ist mit lichtoptischen Vermessungssystemen zu realisieren.

Der Patient steht auf einer Balanceplatte aus zwei Trittplattformen. Sie zeigt über eine LED-Anzeige sowie über den Computerbildschirm die genaue Gewichtsverteilung beider Beine an.

> **Wichtig**
> Mit einer millimetergenauen automatisierten Höhen- und Neigungsverstellung (Fersenerhöhung) kann eine Statikkorrektur direkt simuliert werden.

Die Projektionseinheit mit LCD-Projektor erzeugt ein Linienraster auf der Wirbelsäule, die Videokamera nimmt die aktuelle Situation auf (s. Abb. 3.22).

Neben einer Oberflächenrotationsmessung (s. Abb. 3.23) ermöglicht die Untersuchung auch die wichtige Beurteilung der Kopfhaltung (HWS-Syndrom) mit der der Patient eine geringe Fehlstatik kompensiert. Die

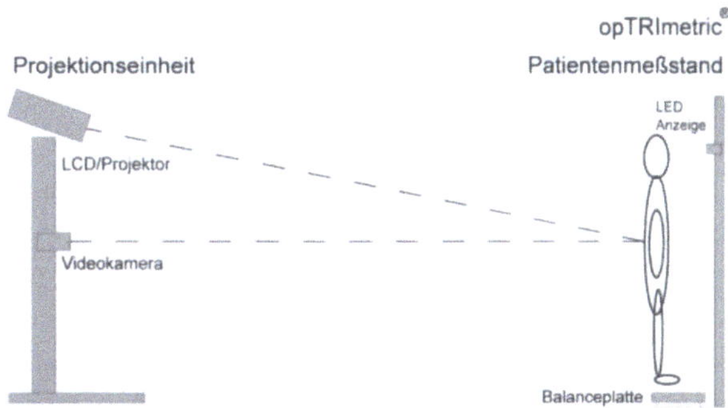

Abb. 3.22. Untersuchungseinheit zur lichtoptischen Wirbelsäulenvermessung

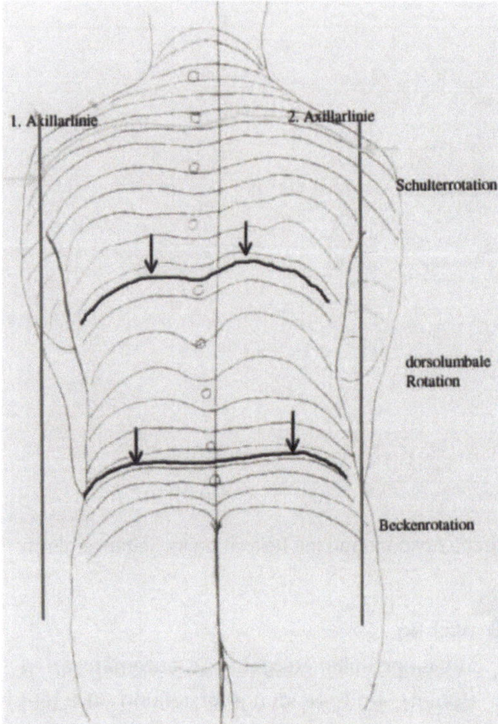

Abb. 3.23. Linienraster zur Statikbestimmung sowie Oberflächen- und Rotationsmessung

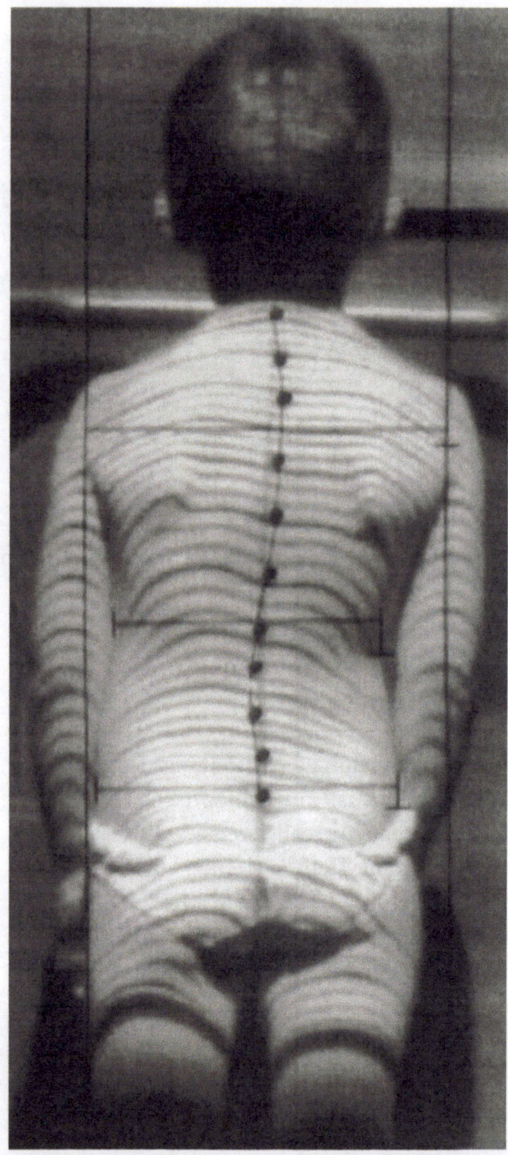

Abb. 3.24. Klinische Darstellung der dreidimensionalen Wirbelsäulenvermessung. Kind mit deutlicher Wirbelsäulenfehlstatik vor der Statikkorrektur

Kopfhaltung wie auch die Körperstatik wird ausgehend vom Zentrallot (90° zur Standebene, exakt zwischen den Balanceplattenhälften) beurteilt.

Das Ziel der Vermessung ist erreicht, wenn der Patient mit einer Erhöhung statisch optimal eingestellt ist. Dabei müssen Kopf und Becken mittig zum Zentrallot stehen, die Wirbelsäule muss auf dem Lot verlaufen. Es darf keine Rotation bestehen. Gelingt dies nicht optimal, sollte man sich diesem Zustand so weit wie möglich nähern. Nicht die absolute Beinlängendifferenz ist entscheidend, sondern die funktionellen Gesichtspunkte der Wirbelsäule durch den Ausgleich (s. Abb. 3.24 und 3.25).

Die durch die Simulation der optimalen Statik festgestellte Erhöhung wird entweder als Einlagenerhöhung oder als Schuhausgleich verordnet. Nach einer Gewöhnungsphase ist zur Feinjustierung eine Kontrollmessung zu empfehlen. Durch dieses Verfahren können viele statisch bedingte Beschwerden im gesamten Bereich der Wirbelsäule, Schmerzen im oberen HWS-Bereich, Kopfschmerzen und auch Kiefergelenksprobleme erfolgreich behandelt werden.

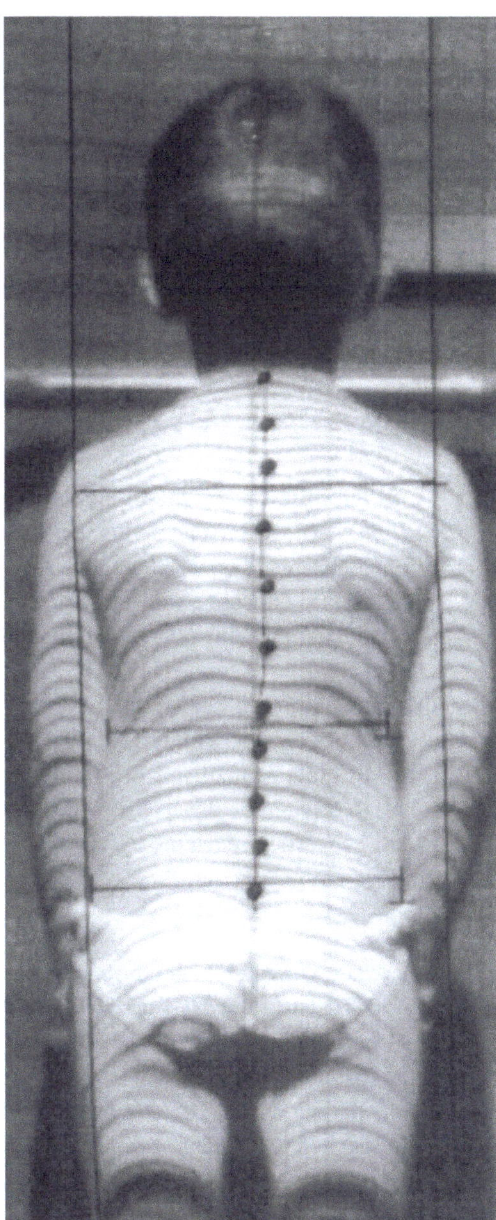

Abb. 3.25. Klinische Darstellung der lichtoptischen Wirbelsäulenstatikvermessung. Kind mit Wirbelsäulenfehlstatik nach der Korrektur

3.4 Spezielle Behandlungsverfahren

Alle bei den Therapieempfehlungen zitierten Behandlungsverfahren sind seit langem bekannt und vielfältig veröffentlicht. Zwei weniger bekannte Techniken, die Mesotherapie (eine Injektionstechnik zur Schmerzbehandlung) und der Wirbelsäulenkatheter nach Professor Racz (Epiduralkathetertechnik) sollen exemplarisch näher erläutert werden.

3.4.1 Mesotherapie

Die Mesotherapie ist eine 1958 in Frankreich von M. Pistor eingeführte Injektionstechnik.

Es handelt sich um eine sehr oberflächliche Injektionstechnik (Haut mit ihrem Bindegewebe), die entweder manuell oder mit speziellen Injektionspistolen durchgeführt wird (s. Abb. 3.26). In Abhängigkeit vom Krank-

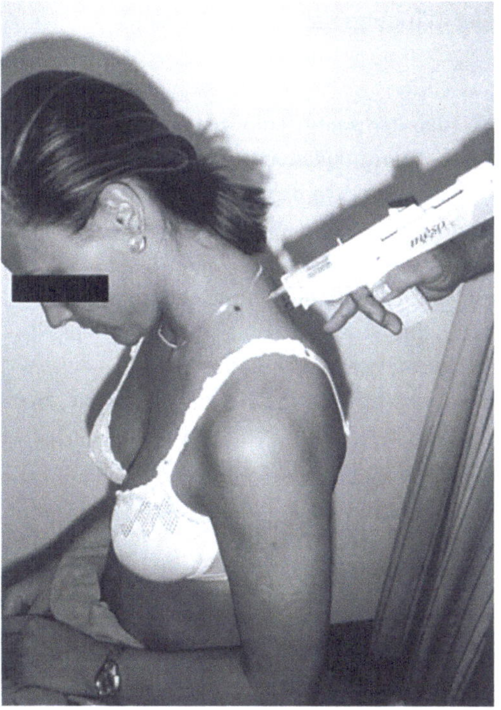

Abb. 3.26. Mesotherapie an der Halswirbelsäule mit Injektionspistole

Tabelle 3.1.

Injektionsname	Injektionstechnik	Injektionssymbol
Salven	Injektion oberflächlich mit 30–60° Einstichwinkel unter kontinuierlichem Stempeldruck, multiple Einstiche linienförmig angeordnet mit kurzem Abstand	....
Serien	Injektion 2–4 mm tief, mit kurzem Stempeldruck, größere Abstände der Einstiche an speziellen indikationsbezogenen Punkten	********
Infiltrationen	Injektion 2–4 mm tief, mit längerem Stempeldruck (2–3 sec.), einzelne Einstiche im Schmerzzentrum	oooooooo

heitsbild werden verschiedene Medikamentenmischungen lokal intradermal verabreicht. Aufgrund der sehr dünnen Nadeln und der schnellen Injektionstechnik kommt nur eine geringe Medikamentendosis, gelöst in Lokalanästhetika, zum Einsatz. Bei Verwendung von Injektionspistolen ist die Mesotherapie nahezu schmerzfrei. Durch Depotbildung der intrakutanen Verabreichung ist ein lang anhaltender Wirkungseffekt gewährleistet.

Wichtig

Neben der pharmakologischen Wirkung wird die Mikrozirkulation im Injektionsbereich ebenso wie auch die neurovegetative und immunologische Funktion lokal beeinflusst.

Diese in Deutschland neue Behandlungstechnik ist eine sinnvolle und gute Möglichkeit, bisherige Therapiemaßnahmen zu unterstützen und ungünstige Nebenwirkungen von Antiphlogistika und Analgetika bei chronischen Erkrankungen zu reduzieren.

Injektionstechnik

Drei unterschiedliche Injektionsformen kommen einzeln oder kombiniert zur Anwendung.

Die Injektionen werden mit sehr dünnen, kurzen Nadeln (Mikrolance 3 Kanülen 30A1/2 0,3×13) und teilweise mit mechanischen oder elektronischen Injektionspistolen durchgeführt. Mesotherapie besteht aus drei verschiedenen Injektionsformen (Salven, Serien, Infiltrationen), die einzeln oder kombiniert eingesetzt werden.

Bei jeder Behandlung setzt man multiple Einstiche, die kurz hintereinander gesetzt werden. Durch die unterschiedliche Einstichtiefe und den variablen Stempeldruck, wird die Injektionsmenge bei den einzelnen Techniken gesteuert.

Wichtig

Aufgrund der schnellen Injektionsfolge und der dünnen Nadeln ist die Mesotherapie nahezu schmerzfrei, vor allem bei Verwendung der Injektionspistolen. Die Injektionsfolge ist schmerzabhängig mit Mindestabständen von ca. einer Woche durchzuführen.

Bei der Erstbehandlung steht die schnelle Schmerzreduzierung im Vordergrund. Nach Rückbildung der Akutschmerzen oder akuten Verletzungsfolgen (Abschluss der Hämatombildung etc.) wird die Mikrozirkulation verbessert und werden reparative Gewebereaktionen verstärkt. Je nach Größe der zu behandelten Region werden ca. 0,5 bis 1,0 ml der Injektionsmischung gespritzt, dies entspricht meist nur 0,2 ml der pharmakologischen Zusätze.

> **Wichtig**
> Die Grundregel nach Pistor: **wenig – selten – am richtigen Ort**.

Medikamentenmischung

Als Trägerlösung wird üblicherweise Procain oder Lidocain (0,5–2%) verwendet.

Es werden bis zu drei Inhaltsstoffe gemischt, die pharmakologische Beständigkeit muss gewährleistet sein. Bei Trübungen oder Ausfällungen ist die Mischung zu verwerfen. Dies kommt vor, wenn die Wasserlöslichkeit nicht gegeben ist.

Kortikoide und Adrenalinzusätze sind nicht geeignet, da die Gefahr von Hautnekrosen besteht.

Indikationsabhängig können lösbare phlogistika (z. B. Piroxikam), Analgetica (z. B. Tramaldol), Muskelrelaxanzien (z. B. Myoson), Kalzitonin (Schmerzbehandlung), Vasodilatanzien (z. B. Buflomedil), Homöopathika sowie Enzympräparate verwendet werden. Auch Phytopharmaka (Vit-organ Präparate), Mineralstoffe (Einzel- oder Komplexmittel) und auch Vitaminpräparate (Vit. B6 bei Migräne) können beigemischt werden. Die einzelnen Mischungen werden indikationsbezogen gefertigt. Die Mischungen sollten in speziellen Kursen erlernt werden, da das Indikationsspektrum der Mesotherapie sehr vielfältig ist.

Im Bereich der Schmerzbehandlung haben sich zwei Mischungen bewährt, akut und chronisch.

Die Akutmischung (als Erstbehandlung in akuten Fällen) setzt sich zusammen aus:

- 10 ml Procain oder Lidocain (0,5% bis 2%),
- 1 ml Piroxicam (20 mg, z. B. Felden),
- 1 ml Pridinolmesilat (2 mg, z. B. Myoson),
- 1 ml Zeel.

Bei stärkeren Schmerzen zusätzlich

- 1 ml Tramadol-HCL (50 mg, z. B. Tramal).

Die chronische Mischung (ab der zweiten Behandlung oder in chronischen Fällen):

- 10 ml Procain oder Lidocain (0,5% bis 2%),
- 1 ml Buflomedilhydrochlorid (10 mg, z. B. Bufedil),
- 1 ml Calcitonin (0,5 mg, z. B. Cibacalcin),
- 1 ml Zeel.

In Abhängigkeit von der Diagnose können weitere Substanzen die Mischungen ergänzen.

Unerwünschte Wirkungen

Es gibt durch die sehr geringe Injektionsmenge und die Verdünnung der Medikamentenkombinationen wenig Nebenwirkungen. Allergien auf einen Wirkstoff und bedrohliche Infektionen sind als Kontraindikation zu betrachten. Schwangerschaft und Markumarbehandlung gelten als relative Kontraindikationen. Als harmlose Komplikationen können lokale Hämatome sowie eine vorübergehende Hyperalgie nach einigen Stunden vorkommen.

Ausgewählte Indikationen

Die vor allem in Frankreich angewendete Technik wird bei vielen unterschiedlichen Erkrankungen eingesetzt.

> **Wichtig**
> Im Bereich der Halswirbelsäule bietet die analgetische Wirkung ohne größere Nebenwirkungen neue Therapieansätze, vor allem bei chronifizierten Verläufen.

Beim degenerativen Halswirbelsäulensyndrom sind oft eindrucksvolle Wirkungen zu erzielen, zum Teil mit dauerhaftem Erfolg. Die Injektionen (s. ◻ Abb. 3.27) sollten mit einer Kombination aus einem Lokalanästhetikum, einem Antiphlogistikum und einem Muskelrelaxans erfolgen. Die Wiederholung sollte frühestens nach 1–2 Wochen vorgenommen werden. Weitere Anwendungen werden

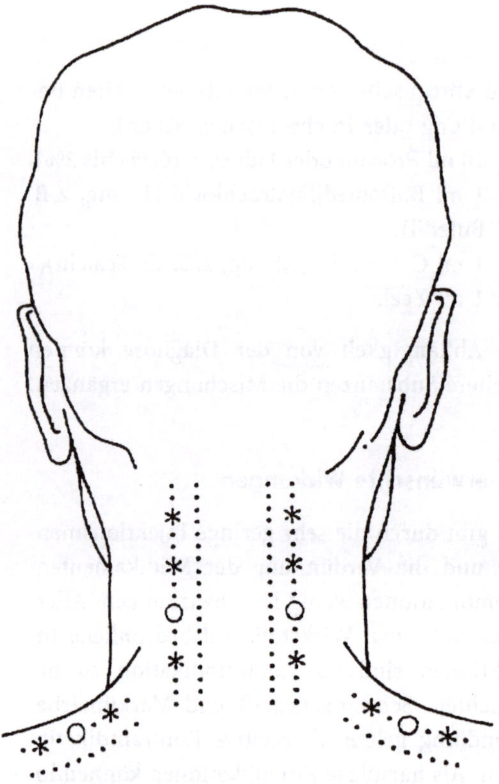

Abb. 3.27. Injektionspunkte der Mesotherapie bei der zervikalen Arthrose

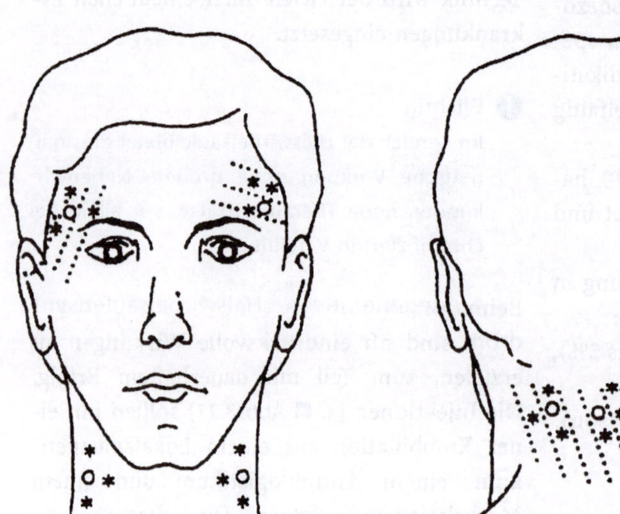

Abb. 3.28. Injektionspunkte der Mesotherapie beim Zervikozephalen Syndrom

meist mit Medikamentenmischungen aus Lokalanästhetikum, Antiphlogistikum und Kalzitonin in größeren Abständen durchgeführt (s. chronische Mischung).

Auch das zervikozephale Syndrom (Migräne, Kopfschmerzen) ist gut mit der Mesotherapie zu behandeln. Als Medikamentenmischung werden hier durchblutungsfördernde Substanzen (z. B. Buflomedil) mit Lokalanästhetika und Antiphlogistika gemischt. Bei weiteren Sitzungen erfolgt die Kombination mit Kalzitonin. Die Injektionen (s. Abb. 3.28) werden nach ca. 2 Monaten und gegebenenfalls nach weiteren 4 Wochen wiederholt.

3.4.2 Wirbelsäulenkathetertechnik nach Professor Racz

Diese epidurale Kathetertechnik wurde von Gabor Racz (USA) entwickelt. Sie wird zunehmend bei akuten und auch chronischen wirbelsäulenbedingten Schmerzen im Halswirbelsäulenbereich eingesetzt. Neben Bandscheibenvorfällen und Protrusionen wird das Verfahren auch bei postoperativen Vernarbungen wie auch bei Spinalkanalstenosen eingesetzt. Vor der Kathetertechnik muss die Diagnose (Röntgenaufnahmen, MRT Aufnahmen) eindeutig gestellt werden, myalgiforme Probleme der Halswirbelsäule müssen ausgeschlossen werden.

Wirkungsfunktion

Mehrfache Injektionen von Kochsalzlösung bewirken neben einem abschwellenden Effekt eine Entwässerung des einengenden Gewebes (Schrumpfung der ödematösen Gewebe um den Spinalnerv über osmotische Wirkung) und dadurch die Entlastung der Nervenwurzel.

Durch das Volumen der eingebrachten Flüssigkeiten erreicht man zusätzlich eine Adhäsiolyse der Nervenwurzel. Häufig kombinierte Enzymlösungen können Vernarbungen und Verklebungen lösen. In der Literatur ist die Erfolgsquote mit über 60% angegeben. Es kann eine wesentliche Beschwerdelinderung bis zu völliger Beschwerdefreiheit erreicht werden, offene Operationen sind durch diese Kathetertechnik häufig zu vermeiden.

Injektionstechnik

Als vorbereitende Untersuchungen müssen eine Röntgenaufnahme der Halswirbelsäule in 2 Ebenen sowie ein MRT der HWS vorliegen. Neben der Bestimmung der Gerinnungswerte ist der TSH-Wert wichtig, da bei der Behandlung Kontrastmittel zur Lagebestimmung verwendet wird.

In Lokalanästhesie (Xylocain 2%) wird eine stumpfe an der Spitze abgerundete Kanüle 1–2 cm kontralateral des Processus spinosus unter Bildwandlerkontrolle (seitliche Projektion) in den Epiduralraum eingeführt (s. ◘ Abb. 3.29 und 3.30). Zur exakten epiduralen Positionierung injiziert man zur Lagekontrolle (s. ◘ Abb. 3.31) Kontrastmittel (Iotrolan, z. B. Isovist 300). Nachdem sich das Kontrastmittel sauber im Periduralraum verteilt hat (s. ◘ Abb. 3.32), kann der elastische, an der Spitze abgerundete Spezialkatheter bis zur Höhe des Bandscheibenvorfalles unter ständiger Bildwandlerkontrolle vorgeschoben werden. Wichtige Kriterien für die endgültige Lage des Katheters ist die Höhen- und Seitenlokalisation (Kontrolle unter Bildwandler unter Einbezug

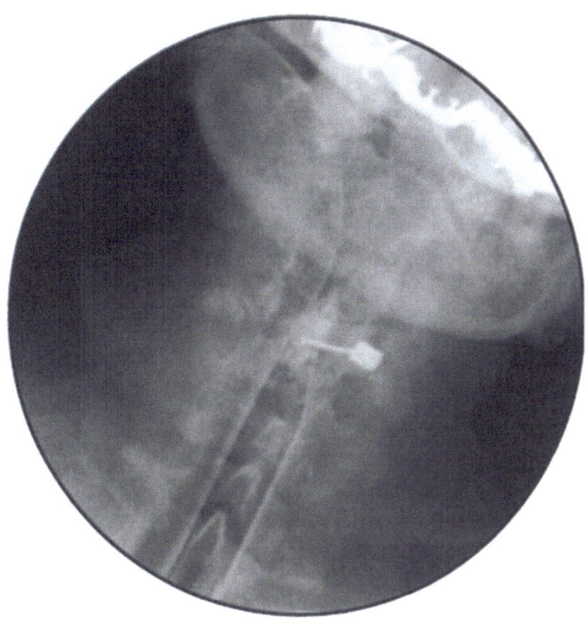

◘ **Abb. 3.29.** A.-p.-Projektion der Epiduralnadel nach Prof. Racz

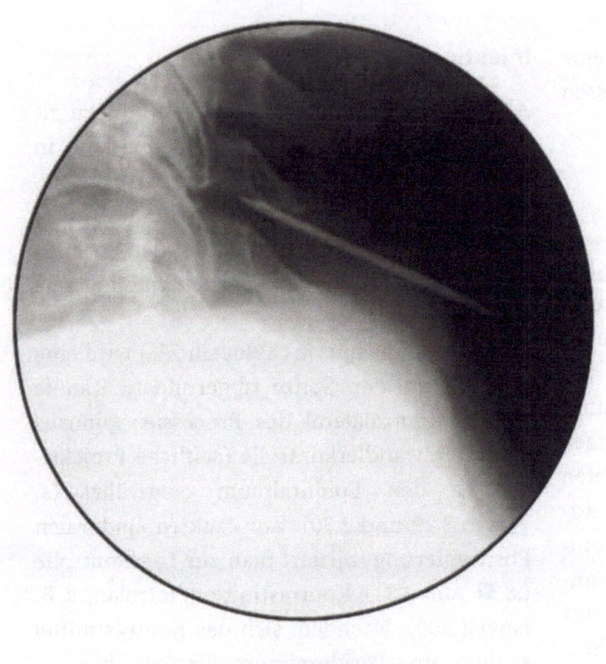

Abb. 3.30. Epiduralnadel im HWS Bereich, seitliche Projektion

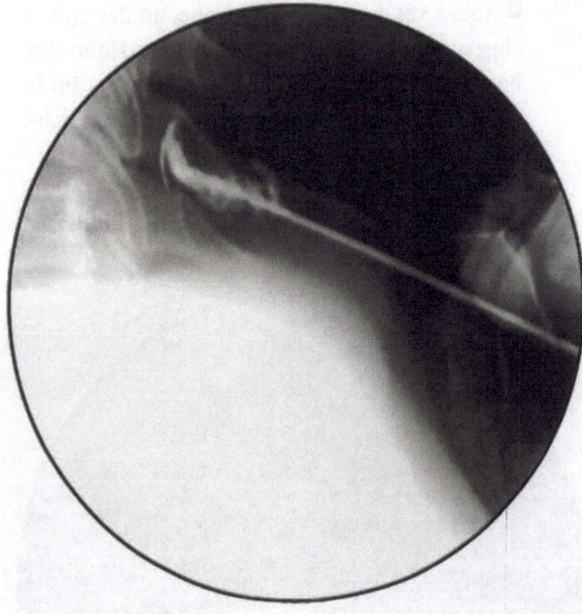

Abb. 3.31. Kontrastmittelgabe durch die Epiduralnadel

aktueller MRT-Bilder), sowie die Platzierung im ventralen epiduralen Raum. In den am Ende mit einem Bakterienfilter versehenen Katheter werden für 2 Tage insgesamt fünf Injektionen durchgeführt. Die Injektionen können zum Teil wegen der Kochsalzkonzentration wie auch wegen des großen Volumens schmerzhaft sein, eine den Beschwerden angepasste Injektionsdauer ergibt sich automatisch (zwischen 10 und 30 Minuten).

Abb. 3.32. Epidurographie an der HWS

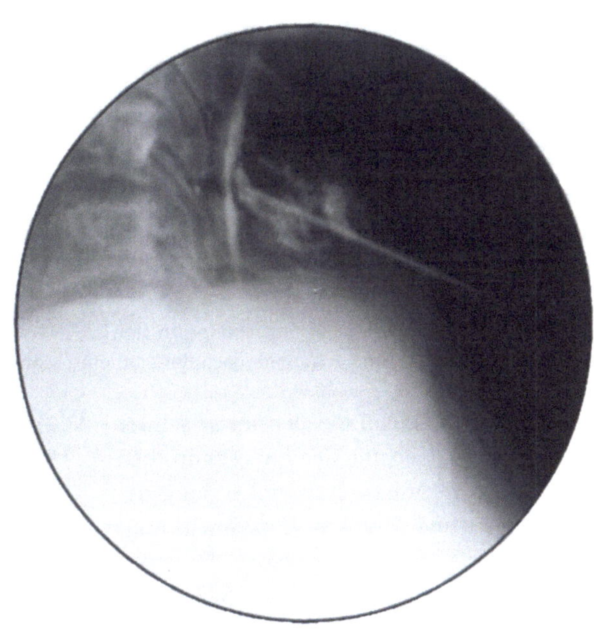

Medikamentenmischung

In Abhängigkeit der pathomorphologischen Veränderungen kommen verschiedene Medikamente zur Anwendung. Neben Lokalanästhetika wird hauptsächlich eine konzentrierte Kochsalzlösung verwendet, zur Entzündungshemmung können ein Kortikoid sowie zur Reduzierung von Narbenbildung oder Lösung von Verklebungen eine Enzymlösung (Hyaluronidase, z.B. Hylase Dessau) zugesetzt werden. Neben der medikamentösen Wirkung erreicht man auch eine durch Volumen bedingte Aufdehnung (Adhäsiolyse) rund um die Nervenwurzel.

Nach exakter Positionierung der Katheterspitze werden intraoperativ zunächst 5 ml 1% Ropivacainhydrochlorid (z.B. Naropin) langsam injiziert. Dies sollte wegen möglicher Komplikationen nur unter stand by der Anästhesie durchgeführt werden. Im Anschluss spritzt man 2 ml (6 mg) Betametason (z.B. Celestan Depot) sowie 1 ml Hylase (Enzymlösung). Eine erneute Injektion von 5 ml Naropin 1% schließt die intraoperativen Injektionen ab.

Bei den fünf weiteren Injektionen werden zunächst 5 ml 1% Naropin zur Schmerzreduzierung in den Katheter eingebracht. 5 ml Kochsalzlösung 10% wird im Anschluss sehr langsam gespritzt, 5 ml Naropin 1% beenden jede Sitzung.

Unerwünschte Wirkungen

Bei sorgfältiger und exakter Durchführung sind die Risiken als gering einzustufen. Vorübergehend können Gefühlsstörungen und eine Kraftlosigkeit der betroffenen Extremitäten auftreten. Infektionen sind selten und durch eine perioperative Antibiotikagabe zu vermeiden. Neben einem Blutdruckabfall findet sich selten beherrschbare Atemstörungen.

Indikationen

Die Hauptindikationen sind Bandscheibenprotrusionen und Vorfälle, die trotz intensiver konservativer Behandlung therapieresistent sind. Auch Wurzelirritationen bei hypertrophem Lig. flavum sowie Schwellungen bei Facettengelenksarthrosen sind gut mit dieser

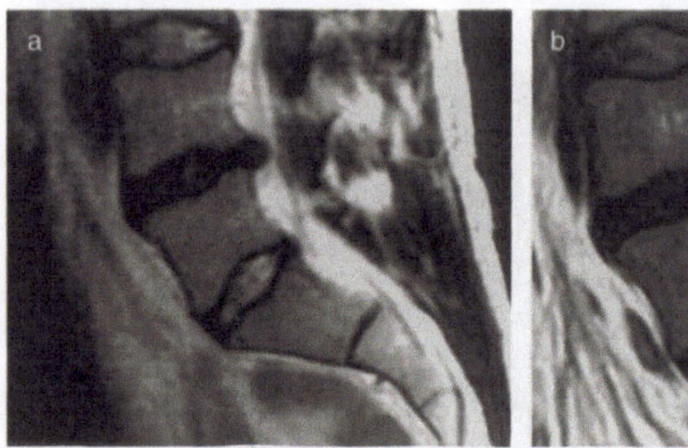
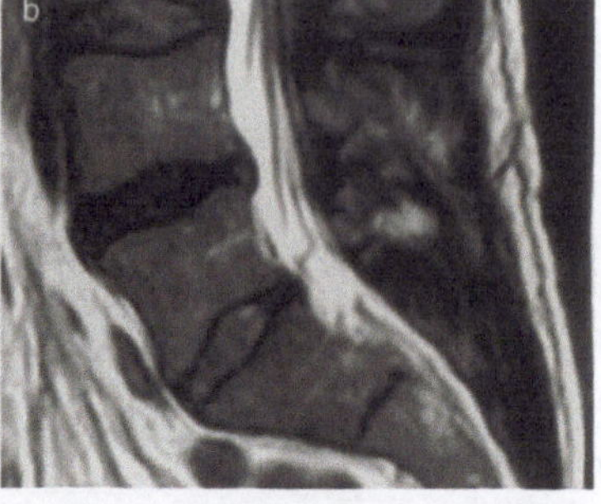

Abb. 3.33. a Zustand einer Bandscheibenprotrusion L4/L5 vor Raczkathetertechnik. b Zustand einer Bandscheibenprotrusion L4/L5 ca. 6 Monate nach Raczkathetertechnik

Methode zu behandeln. Bei den meist schwer beherrschbaren Postnukleotomiesyndromen wird durch eine Adhäsiolyse und Lösung der Verklebungen und Fibrosen (Enzymwirkung) vielfach ein sonst nur mit operativer Intervention erreichbarer Erfolg erzielt. Am Beispiel eines Bandscheibenprolaps an der Lendenwirbelsäule (L4/L5) kann man sehr eindrucksvoll den Schrumpfungseffekt vor und ca. 6 Monate nach Raczkathetertechnik sehen (s. Abb. 3.33).

Nachbehandlung

Nach einer Schonungsphase von 10 Tagen kommen die üblichen physiotherapeutischen Maßnahmen mit dem Schwerpunkt des isometrischen Muskelaufbaus zur Anwendung.

Weiterführende Literatur

1. Buckup K (2001) Klinische Tests an Knochen, Gelenken und Muskeln. Thieme, Stuttgart New York
2. Debrunner AM (2002) Orthopädie/Orthopädische Chirurgie. Huber, Bern
3. DiStefano G (1999) Das sogenannte Schleudertrauma. Huber, Bern
4. Frisch H (2001) Programmierte Untersuchung des Bewegungsapparates. Springer, Berlin Heidelberg New York Tokyo
5. Haarer-Becker R, Schoer D (2001) Checkliste Physiotherapie in Orthopädie und Traumatologie. Thieme, Stuttgart New York
6. Knoll B (2000) Mesotherapie-Kurskompendium. Deutsche Gesellschaft für Mesotherapie, Eigenverlag
7. Krämer J, Grifka J (2001) Orthopädie. Springer, Berlin Heidelberg New York Tokyo
8. Miehle W, Fehr K, Schattenkirchner M, Tillmann K (2000) Rheumatologie in Praxis und Klinik. Thieme, Stuttgart New York
9. Otte A (2000) Das Halswirbelsäulen-Schleudertrauma. Springer, Berlin Heidelberg New York Tokyo
10. Pistor M (1983) Abregé de Mesotherapie electronique et manuelle. Editions Maloine, Paris
11. Siebert CH, Birnbaum K, Heller KD (2001) Tipps & Tricks für den Orthopäden. Springer, Berlin Heidelberg New York Tokyo
12. Thabe H (1997) Praktische Rheumatologie. Chapman & Hall, London
13. Wirth CK, Bischoff C (2000) Praxis der Orthopädie, Band 1 und 2. Thieme, Stuttgart New York

HWS-Distorsion
Anmerkungen zu Diagnostik und Therapie aus unfallchirurgischer Sicht

A. Badke

4

4.1 Einleitung

Beschleunigungsverletzungen der HWS haben nach wie vor eine erhebliche medizinische und sozioökonomische Bedeutung. Es wird von einer Inzidenz von 190 Personen pro 100 000 Einwohnern ausgegangen [7]. Trotzdem ist es bislang nicht gelungen, ein allgemein anerkanntes pathophysiologisches Konzept zu entwickeln, das eine ätiologische Einordnung der von den Patienten angegebenen Beschwerden und Befindlichkeitsstörungen ermöglicht.

Erstaunlicherweise führen die schweren strukturellen Verletzungen der HWS bei adäquater Therapie selten zu langwierigen Folgeschäden. So finden sich in der Literatur z. B. zu Densverletzungen nur wenige Hinweise auf vegetative oder neurasthenische Begleitsymptome. Nach adäquater Therapie, die im Bereich der unteren HWS in der Regel in einer Spondylodese der betroffenen Segmente besteht, haben diese Verletzungen eine ausgezeichnete Prognose. In Bezug auf die HWS-Distorsionen nimmt jedoch die Diskussion kein Ende: Mögliche Ursachen einer Chronifizierung der Beschwerden bewegen sich im Spannungsfeld zwischen somatischen Erklärungstheorien, psychosomatischen Ansätzen und Fragen der materiellen Kompensation bei der gutachterlichen Aufarbeitung.

4.2 Klassifikation und Ätiologie

Die Diagnose HWS-Distorsion beruht auf einer Verknüpfung von subjektiven Beschwerden und klinischen Befunden mit einem Verletzungsmechanismus. Eine wesentliche Schwierigkeit liegt darin, dass diese Verknüpfung in der überwiegenden Zahl der Fälle nicht durch objektivierbare morphologische oder elektrophysiologische Befunde gesichert werden kann. Aus diesem Grund orientiert sich die Mehrzahl der existierenden Klassifikationen des Verletzungsschweregrades an den subjektiven Beschwerden. Im deutschen Sprachraum ist die **Klassifikation nach Erdmann**, die sich wesentlich an der Dauer des beschwerdefreien Intervalls orientiert, weit verbreitet. Zunehmende Bedeutung gewinnt die Klassifikation der **Quebec Task Force** [15], die für jeden Schweregrad unterschiedliche Ausprägungen des subjektiven Erscheinungsbildes zulässt. Diese Klassifikation sollte als Standardklassifikation verwendet werden (◘ Tabelle 4.1).

Eine Vielzahl von biomechanischen Arbeiten hat sich mit der Frage beschäftigt, welche Strukturen bei welchen Krafteinwirkungen verletzt werden können. Walz lenkte durch seine Untersuchungen die Aufmerksamkeit vor allem auf die Region der Kopfgelenke [16], da es hier beim Heckanprall zu hochenergeti-

◘ Tabelle 4.1. Quebec-Task-Force-Klassifikation der HWS-Distorsion. (Nach [15])

Schweregrad	Symptomatik
0	Keine Schmerzen und keine klinischen Befunde
I	Nackenschmerzen, Verspannungen und keine klinischen Befunde
II	Nackenschmerzen und Muskuloskelettale Befunde [a]
III	Nackenschmerzen und Neurologische Befunde [b]
IV	Nackenschmerzen und Frakturen oder Luxationen

[a] Einschließlich reduzierter Beweglichkeit und Druckschmerzhaftigkeit.
[b] Einschließlich abgeschwächter Muskeleigenreflexe und sensibler Defizite.
Bei allen Schweregraden können Symptome wie Taubheitsgefühle, Schwindel, Tinnitus, Kopfschmerz, Erinnerungslücke, Dysphagie und Kiefergelenksschmerzen vorliegen.

schen translatorischen Krafteinwirkungen kommt. Weil der Verletzungsmechanismus jedoch im Einzelfall von einer Vielzahl von Einflussfaktoren abhängt (Aufprallrichtung, Rumpf- und Kopfstellung zu Aufprallzeitpunkt, Einstellung der Nackenstützen, Kopfanprall, Trainingszustand der Muskulatur u. v. m.), gelingt es im Einzelfall nicht, aus den biomechanischen Unfalldaten Konsequenzen für die Diagnostik oder Therapie abzuleiten.

Auch die Neurophysiologie liefert Erklärungsmöglichkeiten für die Entstehung zervikoenzephaler Symptomkomplexe Die enge Verknüpfung des propriozeptiven Inputs aus der Region der Kopfgelenke mit den neurovestibulären Systemen bietet die Möglichkeit, eine Vielzahl ätiologischer Hypothesen für vestibuläre Störungen nach Beschleunigungsverletzungen der HWS [7, 11] zu entwickeln. Aber auch hier zeigt sich, dass nur sehr bedingt therapeutische Konsequenzen aus diesen Überlegungen gezogen werden können.

Zuletzt sei auch die »vaskuläre Hypothese« erwähnt: Danach sollen traumatisch bedingte Durchblutungsstörungen im Versorgungsgebiet der A. vertebralis und der A. basilaris sowohl zu vestibulären als auch zu kognitiven Störungen im Sinne eines neurasthenischen Syndroms führen. Diese Hypothese konnte jedoch bislang auch mit Hilfe moderner nuklearmedizinischer Verfahren wie SPECT und PET nicht belegt werden [14].

Der Einsatz der Kernspintomographie im Rahmen der bildgebenden Diagnostik erbringt nach Beschleunigungsverletzungen des Schweregrades 1 bis 3 nach der Quebec-Taks-Force-Klassifikation (QTF 1–3) ebenfalls in den meisten Fällen keine richtungsweisenden Befunde. Hierbei ist vor allem die Korrelation pathologischer Befunde mit dem klinischen Bild schwierig. So fand Boden in 19% eines Kollektives asymptomatischer Probanden gravierende morphologische Veränderung der HWS. Pfirrmann konnte zeigen, dass eine Asymmetrie der Ligg. alaria, der kraniozervikalen Gelenke sowie der Facettengelenke C1/C2 bei der Mehrzahl gesunder Probanden nachweisbar sind, so dass die klinische Relevanz dieser Befunde nach Beschleunigungsverletzungen gering ist [3, 13].

Zusammenfassend bleibt festzuhalten, dass die Ätiologie der vom Unfallverletzten beklagten Symptome und Befindlichkeitsstörungen in der Regel nicht eindeutig zu klären ist, da bei den Distorsionen QTF 1–3 der Nachweis morphologischer Schäden an der HWS nicht zu erbringen ist. Hieraus ergibt sich, dass Diagnostik und Therapie nach einer Beschleunigungsverletzung an einer pragmatischen Arbeitshypothese ausgerichtet werden müssen. Hierbei sollte zum einen dem vielgestaltigen Beschwerdebild Rechnung getragen werden. Zum anderen soll eine rechtzeitige Erkennung gravierender Schäden ermöglicht werden, um eine Chronifizierung der Beschwerden zu vermeiden. Bezugnehmend auf die Ergebnisse der Therapiestudien zur Physiotherapie sowie grundlegender Arbeiten zur Muskelphysiologie der HWS [8–10] kann diese Arbeitshypothese folgendermaßen lauten:

Fazit

Die Beschleunigungsverletzung führt zu einer Funktionsstörung des Gesamtorgans HWS mit muskulärer Dysbalance, ohne dass eine genaue therapierelevante Lokalisation des schmerzauslösenden Geschehens möglich ist. Ausdruck der Funktionsstörung des Bewegungssystems Halswirbelsäule ist der subjektiv vom Verletzten empfundene Schmerz.

4.3 Diagnostik

Die primäre Diagnostik nach einer Beschleunigungsverletzung umfasst drei Komponenten:
- die genaue Erfassung des bestehenden Beschwerdebildes
- die Erhebung eines validen klinischen Befundes
- den radiologischen Ausschluss gravierender Schäden an der HWS.

Bei der Erfassung des Beschwerdebildes gilt die Aufmerksamkeit besonders den initialen Kopfschmerzen und den vegetativen Begleitsymptomen. Der klinische Befund umfasst eine exakte Beschreibung der Palpationsergebnisse der Kopf-Nacken-Region, eine Beschreibung der Einschränkungen der aktiven und passiven Beweglichkeit der HWS sowie einen neurologischen Status. Ob die Ergebnisse einer manualmedizinischen Untersuchung der HWS in der Akutphase von therapeutischem Nutzen sind, ist umstritten. Es sollte jedoch unbedingt vermieden werden, durch die Verwendung von Begriffen wie Blockierung und Dysfunktion dem Patienten bereits initial Traumafolgen zu suggerieren. Es ist nicht auszuschließen, dass die erhobenen Befunde einer Momentaufnahme des Funktionszustandes der HWS entsprechen, ohne dass ihnen eine ätiologische Bedeutung in Bezug auf die posttraumatische Beschwerdesymptomatik zukommt.

Die Diagnostik der HWS mittels Röntgenuntersuchung vermag Fakturen und Luxationen sicher auszuschließen. Es kann nicht genug darauf hingewiesen werden, dass die Darstellung des zervikothorakalen Übergangs unverzichtbar ist. Die Interpretation segmentaler Anomalien bereitet jedoch in Analogie zum MRT Probleme, da auch hier in zahlreichen Publikationen nachgewiesen werden konnte, dass bei asymptomatischen Probanden die Segmentstellung in der Nativaufnahme erheblichen Variationen unterliegt. So wird die früher oft zitierte »Steilstellung der HWS« heute nicht mehr als Zeichen einer abgelaufenen Verletzung interpretiert. Ebenso sollten Begriffe wie »Gefügelockerung« keine Anwendung finden, da auch hier gilt, dass allgemein gültige Definitionen fehlen und keine Daten zum Vorkommen ähnlicher Befunde im Normalkollektiv vorliegen [7].

4.4 Therapie

Das wesentliche Ziel der Therapie der HWS-Distorsion ist die Vermeidung einer Chronifizierung der Beschwerden. Eine Vielzahl von klinischen, soziodemographischen und psychologischen Faktoren wird als begünstigend für eine solche Chronifizierung angesehen [7, 15]. Essenziell für den Therapieerfolg ist die Patientenführung. Die HWS-Distorsion ist eine leichte Verletzung, die in der weit überwiegenden Mehrzahl der Fälle folgenlos ausheilt [2]. Diese Tatsache, die in vielen Studien belegt ist, muss dem Patienten überzeugend vermittelt werden. Es kann als gesichert angesehen werden, dass eine falsche Patientenaufklärung durch den erstbehandelnden Arzt oder Therapeuten über die Häufigkeit von Dauerschäden einen negativen Einfluss auf die Ausheilung haben wird [12].

Ein weiterer unverzichtbarer Bestandteil der Primärtherapie ist die adäquate Schmerzbehandlung. In der Regel kommen hier nichtsteroidale Antiphlogistika zum Einsatz. Eine ausreichende Schmerztherapie ist die Voraussetzung für eine frühfunktionelle Weiterbehandlung.

Als gesichert kann gelten, dass eine längerfristige Ruhigstellung des HWS mittels Schanz-Krawatte nicht zielführend ist. Zahlreiche Arbeiten konnten zeigen, dass eine frühe funktionelle Behandlung einschließlich einer möglichst raschen Wiedereingliederung in den Arbeitsprozess günstigere Ergebnisse zeigt als eine Ruhigstellung mit Orthese [7]. Wenn eine Orthese verordnet wird, muss im

Rahmen der Therapiekontrolle dafür gesorgt werden, dass diese so rasch wie möglich abtrainiert wird. Dies kann im Rahmen einer physiotherapeutischen Behandlung, aber auch im Eigentraining des Patienten erfolgen. Im Rahmen einer prospektiven Studie konnte gezeigt werden, dass eine nach Anleitung selbständig durchgeführte Physiotherapie bei adäquater ärztlicher Überwachung ein sinnvolles Instrument in der Primärtherapie nach Beschleunigungsverletzungen der Halswirbelsäule QTF 1 und 2 darstellt. Die Akzeptanz der eigenverantwortlichen Therapie bei fachlich angeleiteter Einführung ist hoch. Diese Therapieform hat den Vorteil, die fremden Einflüsse auf den Heilungsverlauf auf ein Minimum zu reduzieren [1].

Bleibt eine Besserung der Beschwerden aus und besteht weiterhin eine Arbeitsunfähigkeit, so ist nach spätestens 4 Wochen eine weiterführende Diagnostik notwendig. Diese sollte neben der Kernspintomographie eine fachärztliche neurologische und gegebenenfalls HNO-ärztliche Abklärung beinhalten.

Bei der HWS-Distorsion mit dem Schweregrad QTF 3 sollte bereits initial eine zielgerichtete Abklärung der bestehenden Symptomatik durchgeführt werden. Besteht der Verdacht auf eine radikuläre Ausfallsymptomatik, sollte die Indikation zum MRT großzügig gestellt und eine elektrophysiologische Objektivierung der Symptomatik angestrebt werden. Bei bestehender Hörminderung, Dysphonie oder Tinnitus ist eine HNO-ärztliche Abklärung unbedingt erforderlich. Ein schwieriges Problem stellt der nach Beschleunigungsverletzungen beobachtete Schwindel dar. Die Häufigkeit einer posttraumatischen Schwindelsymptomatik nach Beschleunigungsverletzungen wird mit bis zu 85% angegeben [4]. Auch hier sollte bei persistierender Symptomatik eine traumatische Läsion des Gleichgewichtsorgans ausgeschlossen werden, wobei auch durch ausführliche Untersuchungen eine Objektivierung des Schwindels oft nicht gelingt [4]. Bei entsprechender Symptomatik sollten jedoch die geeigneten Lagerungstrainingsprogramme zum Einsatz kommen. Auch die manualmedizinische Untersuchung und hieraus abgeleitete Therapieformen können zum Erfolg führen [5].

! Wichtig

Die enge Kooperation aller an der Diagnostik und Therapie beteiligten Ärzte und Therapeuten insbesondere auch hinsichtlich der Informationsvermittlung gegenüber dem Patienten ist eine Conditio sine qua non für eine erfolgreiche Therapie.

Fazit

Zusammenfassend sollte die rationelle Therapie die HWS-Distorsion folgende Aspekte umfassen:
- adäquate Aufklärung des Patienten,
- suffiziente Schmerzmedikation,
- Eigenverantwortlichkeit des Patienten in der Therapiesteuerung,
- so wenig fremdtätige Maßnahmen wie möglich,
- Ruhigstellung nur in Ausnahmefällen und so kurz wie möglich,
- ausreichende ärztliche Überwachung und rechtzeitiger Ausschluss morphologischer Schäden an der HWS,
- zielgerichtete fachärztliche Abklärung bestehender Begleitsymptomatik.

Literatur

1. Badke A (2000) Begleit- und Nachbehandlung bei HWS-Distorsionen. Trauma Berufskrankh [2 Suppl 4]: 486–488
2. Benoist M (1998) Natural evolution and resolution of the cervical whiplash syndrome. In: Gunzburg R, Szpalski M (Hrsg) Whiplash injury. Lippincott/Raven Philadelphia New York
3. Boden SC et al. (1990) Abnormal magnetic-resonance scans of the cervical spine in asymptomatic subjects. J Bone Joint Surg 72 A (8): 1178–1184
4. Eichhorn T (1997) Das »typische« Beschwerdebild (Folgeschäden) des sog. Schleudertraumas der Halswirbelsäule aus der Sicht der Hals-Nasen-Ohren-Heilkunde. In: Hierholzer G, Kunze G, Peters D (Hrsg) Gutachterkolloquium 12 35–42. Springer, Berlin Heidelberg New York Tokyo
5. Ernst A, Meyer-Holz J, Weller E (1998) Manuelle Medizin der Halswirbelsäule. Thieme, Stuttgart New York
6. Giebel GD et al. (1997) Die Distorsion der Halswirbelsäule: frühfunktionelle vs. ruhigstellende Behandlung. Zentralbl Chir 122: 517–521
7. Grifka J et al. (1998) Beschleunigungsverletzung der Halswirbelsäule. Orthopäde 27: 802–812
8. McKinney LA et al. (1989) The role of physiotherapy in the management of acute neck sprains following road-traffic events. Arch Emerg Med 6: 27–33
9. Mealy K et al. (1986) Early mobilisation of acute whiplash injuries. BMJ 292: 656–657
10. Moorahrend U (1993) Die Therapie der HWS-Beschleunigungsverletzung. In: Weller E, Hierholzer G (Hrsg) Schleudertrauma der Halswirbelsäule. Thieme, Stuttgart New York Tokyo
11. Neuhuber WL et al. (1994) Besonderheiten der Innervation des Kopf-Hals-Übergangs. Orthopäde 23: 256–261
12. Nordin M (1998) Education and return to work. In: Gunzburg R, Szpalski M (ed) Whiplash Injuries. Lippincott Raven, Philadelphia New York
13. Pfirrmann CW et al. (2001) Asymmetry of cervical joints and ligaments perfectly normal. Radiology 218 (1): 133.137
14. Poeck K (1996) Kognitive Störungen nach traumatischer Distorsion der Halswirbelsäule? Dtsch Ärztebl 96 (41): A 2596–2601
15. Spitzer WO et al. (1995) Scientific Monograph of the Quebec Task Force on Whiplash – Associated Disorders: Redefining Whiplash and its Management. Spine [Supp] 20 (8S): 1S-73S
16. Walz F (1987) Das Schleudertrauma der Halswirbelsäule im Straßenverkehr: Biomechanische und gutachterliche Aspekte. Schweiz Med Wochenschr 117: 619–623

HNO-ärztliche Akutdiagnostik nach HWS-Weichteildistorsion

A. Ernst, R.O. Seidl und I. Todt

5.1 Einleitung

Patienten nach einem Verkehrsunfall oder nach anderen Unfallmechanismen mit HWS-Weichteildistorsion suchen in der Akutphase selten den HNO-Arzt auf. Zumeist übernehmen andere Fachgebiete die Erstbehandlung. In der ersten Reihe stehen dabei Chirurgen, Unfallchirurgen, Orthopäden und Neurologen. Gewöhnlich wird der HNO-Arzt vom Durchgangsarzt oder dem Erstbehandler nur konsultiert, wenn sofort nach dem Unfall HNO-relevante Beschwerden vom Patienten bemerkt und auch angegeben werden.

Merke

Dies sind (in der Reihenfolge des Auftretens) folgende Leitsymptome:

- Hörstörungen und Tinnitus,
- Schwindel,
- Dysphagie und Globusgefühl.

Selten geben die Patienten diese – in der Regel von ihnen als unwesentlich angesehenen – Symptome auch an (Ausnahme: destabilisierender Akutschwindel). Die Gesamtsituation nach einem Unfall – der Akutschmerz, die psychische Verarbeitung des Traumas, gelegentlich eine kurze Bewusstlosigkeit bzw. retrograde Amnesie, die hektischen Anstrengungen der Akutmedizin (Unfallaufnahme, Rettungsstelle, radiologische Abklärung, Konsiluntersuchung) – führt beim Patienten zumeist nachts nicht zum Wunsch, auch noch den HNO-Arzt zu sehen.

Sollte es dennoch gelegentlich dazu kommen, dass innerhalb der ersten 72 Stunden nach dem Unfall ein Patient vorgestellt wird oder sich vorstellt, sind die folgenden Abschnitte zur Orientierung für den interessierten HNO-Kollegen gedacht.

5.2 Pathomechanismus der Entstehung HNO-ärztlicher Beschwerden nach HWS-Weichteildistorsion

Im Zuge einer HWS-Weichteildistorsion (typisch: Auffahrunfall; untypisch: Überstreckung des Kopfes beim Aufschlagen des Rumpfes) kommt es neben einer ausgeprägten Zug- und Druckbelastung der Weichteile und Gelenke der HWS und des kraniozervikalen Übergangs [9, 11] häufig zu einem stumpfen Kopfanprall (an die Kopfstütze des PKW, an das Lenkrad, an den A-Holm, an die Fensterscheibe; bei alternativen Unfallmechanismen auf eine harte Unterlage [10]). Selten hinterlassen diese Verletzungen mit moderner Bildgebung (MRT, CT) morphologisch fassbare Strukturverletzungen. Ausnahmen sind: Densfraktur, Wirbelkörperfrakturen, Ligg.-alaria-Verletzung, traumatischer Bandscheibenvorfall, Aneurysma der A. vertebralis, intrazerebrale Einblutungen, Frontal- und Temporallappenödeme, Kalottenfraktur oder sogar Fraktur der Schädelbasis [3, 9].

Entscheidend für die Entstehung der Hör- und Gleichgewichtsstörungen ist deshalb dieser stumpfe Kopfanprall (Commotio labyrinthi [10, 13]). Die Beeinträchtigung der Weichteile und der Gelenke der HWS ist für die Dysphagie und das Globusgefühl ausschlaggebend.

5.3 Rationale HNO-ärztliche Akutdiagnostik und weitere therapeutische Maßnahmen nach HWS-Weichteilsdistorsion

5.3.1 Diagnostik und Therapie der Hörstörungen

Mit Hilfe der Hördiagnostik sollen Schwerhörigkeitsformen differenziert und ein möglicher Tinnitus diagnostiziert werden [7].

Dabei sollten die in Tabelle 5.1 aufgeführten Methoden zur Anwendung kommen.

Die Hördiagnostik soll die Frage beantworten, ob durch den Kopfanprall

- eine Schädigung des Mittelohres (Hämatotympanon, Kettenluxation [16]),
- eine Schädigung des (Commotio labyrinthi, Perilymphfistel [10]) oder ein
- retrokochleärer Schaden durch Mikrostrukturschäden neuronalen Gewebes (Paradigma des »axonal injury« [14]) im Bereich der Hörbahn

vorliegt.

Tabelle 5.1. Einsatz einzelner audiometrischer Verfahren zur Diagnostik posttraumatischer Hörstörungen und Tinnitus (IOS – Innenohrschwerhörigkeit; IPL – Interpeaklatenz; TEOAE – transitorisch evozierte otoakustische Emissionen; BERA – Hirnstammaudiometrie)

Test und Ergebnis	Verdachtsdiagnose
Reintonaudiometrie:	
Schallleitungsschwerhörigkeit	Hämatotympanon bzw. Kettenluxation
Schallempfindungsschwerhörigkeit	Akute IOS, Perilymphfistel
Stapediusreflexprüfung (wenn keine IOS):	
Reflexe erhalten	Kein retrokochleärer Schaden
Reflexausfall (in mehreren Frequenzen)	Retrokochleärer Schaden Mitbeteiligung der Hörbahn (axonal injury)
TEOAE:	
Nachweisbarkeit	Normakusis, gegebenenfalls geringe IOS
Fehlen über mehrere Frequenzen	Retrokochleärer Schaden Mitbeteiligung der Hörbahn (axonal injury)
BERA (wenn keine IOS):	
Normale Latenzen, normale IPL	Kein retrokochleärer Schaden
Verlängerte Absolut- und IP-Latenzen	Retrokochleärer Schaden Mitbeteiligung der Hörbahn (axonal injury)
Tinnitussuppression bzw. -charakterisierung:	
Schwellennah	Kochleärer Ursprung
Schwellenfern	Zentraler Ursprung

Der sensibelste Indikator hierfür ist der Ausfall der TEOAE (transitorisch evozierte otoakustische Emissionen) infolge einer Beeinträchtigung des olivokochleären Bündels [13]. Die Therapie des Mittelohr- und Innenohrschadens inklusive der Behandlung der Perilymphfistel sollte sich nach Zenner [19] richten. Ein vermuteter retrokochleärer Schaden sollte in Anlehnung an die NIH-Richtlinien [12] mit hochdosiertem Dexamethason unter Magenschutz behandelt werden. Daran sollte der Neurologe beteiligt werden.

Eine wichtige Spätkomplikation solcher unbehandelt gebliebener retrokochleärer Störungen ist die Hyperakusis neben dem Tinnitus und der sensorineuralen Schwerhörigkeit [6]. Die Hyperakusis kann für die Patienten zu erheblichen beruflichen Beeinträchtigungen führen.

5.3.2 Diagnostik und Therapie der Gleichgewichtsstörungen

Mit Hilfe der Gleichgewichtsdiagnostik [15, 18] sollen verschiedene Formen des posttraumatischen Schwindels differenziert werden und gleichzeitig gegen nichtvestibuläre Schwindelformen (z. B. posturale Instabilität, vertebragener Schwindel) abgegrenzt werden.

Dabei sollten die in ◘ Tabelle 5.2 aufgeführten Methoden zur Anwendung kommen, die in ihrem vollem Umfang sicherlich nicht überall verfügbar sind.

Die Gleichgewichtsdiagnostik soll die Frage beantworten, ob durch den Kopfanprall

- eine Schädigung des Bogengangsystems (BPPV, ausgehend vom posterioren oder superioren Bogengang; Commotio labyrinthi oder Perilymphfistel [5]),
- eine Schädigung der Otolithenorgane (sakkuläre oder utrikuläre, ein- oder beidseitige Störung [15, 18]),
- ein retrolabyrinthärer Schaden durch Mikrostrukturschäden neuronalen Gewebes im Bereich der zentralen Anteile des Gleichgewichtssystems (eine »Gleichgewichtsbahn« – in Analogie zur Hörbahn – gibt es hier nicht)
- oder eine posturale (vertebragene) Instabilität (durch Fehltonisierung der langen Rückenstrecker, Gelenkfunktionsstörungen mit Verkettung [1, 2])

vorliegt.

Vielfach können nur wenige Zentren die gesamte diagnostische Palette anbieten, so dass posttraumatische Schwindelbeschwerden gelegentlich eine echte Herausforderung darstellen. Die Therapie der verschiedenen Gleichgewichtsstörungen sollte von konservativen (z. B. Lagerungsmanöver nach Partes und Epley) und medikamentösen (z. B. Verordnung von Vomex A) Maßnahmen über Trainingsprogramme (z. B. Gleichgewichtstraining zur Habituation) bis hin zur gezielten chirurgischen Intervention (z. B. Bogengangsokklusion, Vestibularisneurektomie) reichen.

Ein vermuteter retrolabyrinthärer Schaden sollte ebenfalls wieder in Anlehnung an die NIH-Richtlinien behandelt werden (s. o.).

Eine wichtige, wenngleich nur als Spätfolge nach 6 Wochen bis 6 Monaten auftretende Spätkomplikation nach solchen Unfallmechanismen ist der posttraumatische, endolymphatische Hydrops [16]. Es kommt dabei zu akuten Drehschwindelattacken unterschiedlicher Dauer ohne Hörstörungen und Tinnitus. Die diagnostische Sicherung gelingt meist gut durch die EcoG [7, 10], die Therapie wird analog der Menière-Krankheit gestaltet.

5.3.3 Diagnostik und Therapie von Dysphagie, Globusgefühl und anderen Störungen

Dysphagie und Globusgefühl können ihre Ursache (akut) in einem retropharyngealen Hämatom haben (Therapie: symptomatisch), was sich laryngoskopisch gut erkennen lässt.

Tabelle 5.2. Einsatz einzelner Gleichgewichtsprüfverfahren zur Diagnostik posttraumatischer Gleichgewichtsstörungen (PN – Provokationsnystagmus; BPPV – benigner, paroxysmaler Lagerungsschwindel, zumeist aus dem hinteren Bogengang; SOT – sensorischer Organisationstest; VEMP – vestibulär evozierte myogene Potentiale)

Test und Ergebnis	Verdachtsdiagnose
Lage und Lagerungsprüfung:	
Ohne PN	Keine Bogengangsstörung
Mit PN	BPPV
Spontannystagmus	Commotio labyrinthi, Perilymphfistel
Vestibulospinale Tests:	
Stand- bzw. Gangunsicherheit	Posturale Instabilität, Otolithenfunktionsstörung
Seitabweichung	Commotio labyrinthi, Perilymphfistel
Kalorische Prüfung:	
Seitengleiche Erregbarkeit	Keine Bogengangsstörung
Über- oder Untererregbarkeit	Commotio labyrinthi, Perilymphfistel
Rotatorische Prüfung:	
Postrotatorius seitengleich-symmetrisch	Keine zentrale Störung
Postrotatorius nicht seitengleich-symmetrisch	Retrolabyrinthärer Schaden, Mitbeteiligung der zentralen Anteile des Gleichgewichtssystems (axonal injury)
Dynamische Posturographie:	
Pathologischer Zweiwaagentest	Posturale (vertebragene) Instabilität
Pathologischer SOT	Komplexe, multifaktorielle Störung
Otolithenfunktionstest:	
Subjektive Vertikale – Seitabweichung, einseitig	Otolithenfunktionsstörung
Exzentrische Rotation bzw. VEMP	Utrikuläre bzw. sakkuläre Störung

Schwieriger für den HNO-Arzt ist die Diagnostik einer gelenkigen Funktionsstörung der HWS [2] oder eine muskuläre Fehlfunktion, sofern er nicht manualdiagnostisch ausgebildet ist. Hier sollte ein chirotherapeutisch bewanderter Kollege zurate gezogen werden [9].

Gelegentlich kommt es bei heftigem Kopfanprall zum Abriss der Riechfäden (irreversible Anosmie [10]).

5.4 Fazit für die Praxis

Fazit

Der HNO-Arzt sieht selten Akutpatienten nach erfolgter HWS-Weichteildistorsion, sollte sich ihrer aber besonders sorgfältig annehmen, wenn sie ihn aufsuchen.

Der Unfallmechanismus entfaltet am Kopf erhebliche Beschleunigungen (bei 15 km/h Auffahrgeschwindigkeit bis zu 40–50 kg [11]), so dass das daraus resultierende Kopfanpralltrauma auch ohne morphologisch fassbare Schäden zu Funktionsstörungen führen kann. Eine Akutbehandlung sollte dann möglichst sofort begonnen werden. Zur Behandlung chronifizierter Krankheitszustände soll hier auf eine andere Übersichtsarbeit in der gleichen Reihe verwiesen werden [4].

5

Literatur

1. Allum JHJ, Zamani F, Aitkin F, Ernst A (2002) Differences between trunk sway characteristics on a foam support surface and on the equitest ankle-sway-referenced support surface. Gait & posture 16: 68–76
2. Biesinger E (1997) Das C2/C3-Syndrom. Man Med 35: 12–20
3. Dvorak J (1999) Die Halswirbelsäule. Thieme, Stuttgart New York
4. Ernst A (1998) HNO-ärztliche Beschwerden bei posttraumatischen Beschwerden des kranio-zervikalen Übergangs. HNO Praxis heute 18: 136–155
5. Ernst A (2001 a) Diagnostik des vestibulären Systems. In: Strutz J, Mann W (Hrsg) Hals-Nasen-Ohrenheilkunde. Thieme, Stuttgart New York, S 57–75
6. Ernst A (2001 b) Grundlagen der Audiometrie. In: Strutz J, Mann W (Hrsg) Hals-, Nasen-Ohrenheilkunde. Thieme, Stuttgart New York, S 25–56
7. Ernst A, Battmer R (1998) Audiometrie und HNO-Funktionsdiagnostik. VCH Weinheim
8. Ernst A, Ekkernkamp A (1998) Diagnostik und Therapie bei Beschleunigungsverletzungen der HWS. Dtsch Ärztebl 95 A: 2098–2099
9. Ernst A, Meyer-Holz J, Weller E (1998) Manuelle Medizin an der Halswirbelsäule. Thieme, Stuttgart New York
10. Ernst A, Seidl RO, Nölle C, Pudszuhn A, Ganslmeier A, Ekkernkamp A, Mutze A (2001) Hör- und Gleichgewichtsstörungen nach Kopfanpralltraumen. Trauma Berufskrankh 3: 27–31
11. Foreman SM, Croft AC (1995) Whiplash Injuries. Williams & Wilkins, Baltimore
12. NIH Consensus Statement on rehabilitation of persons with traumatic brain injury (1999). JAMA 282: 974–983
13. Nölle C, Todt I, Seidl RO, Ernst A (2003) Posttraumatic changes of auditory function after blunt trauma of the head and craniocervical junction. Otol & Neurotol (in press)
14. Povlishock J, Becker DP, Cheng CL (1983) Axonal change in minor head injury. J Neuropathol Exp Neurol 42: 225–242
15. Scherer H (1998) Das Gleichgewicht. Springer, Berlin Heidelberg New York Tokyo
16. Shea JJ, Xianxi G, Orchik DJ (1995) Traumatic endolymphatic hydrops. Am J Otol 16: 235–240
17. Strohm M (1986) Trauma of the Middle Ear. Adv Otorhinolaryngol 35: 1–248
18. Westhofen M (2002) Vestibuläre Untersuchungsmethoden. PVV Science Publ, Ratingen
19. Zenner HP (1993) Praktische Therapie von HNO-Krankheiten. Schattauer, Stuttgart

Physiotherapie bei Beschwerden der Halswirbelsäule

H. Belzl

6.1 Einleitung

Beschwerden der Wirbelsäule, meist im lumbalen oder zervikalen Bereich, treten in Deutschland wie in allen westlichen Industrienationen sehr häufig auf. Sie sind regelmäßig Grund für Krankschreibungen und belasten das Gesundheitssystem immens. Als Ursache wird in der Medizin derzeit ein biopsychosoziales Modell favorisiert [8].

Als mögliche Auslöser werden angegeben:
- angeborene oder erworbene Veränderungen der Wirbelsäule,
- degenerative Veränderungen der Wirbelgelenke (Spondylarthrose, Osteoporose) und der Bandscheibe (Diskusschäden),
- entzündliche Veränderungen der Wirbelgelenke,
- muskuläre Beschwerden (Fehlbeanspruchung, muskuläre Insuffizienzen, Bewegungsmangel, Übergewicht, mangelnde Ergonomie am Arbeitsplatz),
- traumatische Affektionen (Whiplash, Frakturen),
- neurologische Erkrankungen (Spinalstenosen, Tumore),
- metabolische Veränderungen (Menopause, Osteoporose),
- vegetative Veränderungen,
- gynäkologische, urologische, internistische Erkrankungen,
- psychische Störungen.

Verschiedene klinische Studien haben gezeigt, dass sich in der Mehrheit der Fälle keine klaren medizinischen Befunde feststellen lassen [10–13].

Ob sich Beschwerden an der Wirbelsäule über das akute zum subakuten und chronischen Stadium entwickeln, hängt ab von
- biomedizinischen Faktoren (Alter, Geschlecht, Körpergröße, Körpergewicht etc.),
- mechanischen Faktoren (Heben und Tragen, Arbeiten in ungünstiger Körperhaltung etc.),
- psychologischen Faktoren (Depression, Sorgen etc.),
- sozialen Faktoren (Arbeitsplatzunzufriedenheit, Familienstand, Ausbildungsstand etc.) und dem
- Lebensstil (sitzende Tätigkeiten, Rauchen, mangelnde körperliche Fitness [9]).

Liegen zahlreiche Faktoren kombiniert vor, erhöht sich voraussagbar die Wahrscheinlichkeit der Chronifizierung.

6.2 Anatomische Betrachtungen

Die Wirbelsäule mit dem Rumpf bildet den posturalen Haltungshintergrund für die Orientierung des Menschen in seiner Umwelt. Seine Motorik, seine Fortbewegung und die gezielte Aktivität der Extremitäten und des Kopfes sowie Veränderungen an einem Körperabschnitt führen in diesem Funktionsgefüge stets zu einer Veränderung des gesamten Haltungs- und Bewegungsverhaltens.

Zusammenhänge und Beeinflussungen des skelettoarthromuskulären Systems zeigt ◘ Abbildung 6.1.

Anatomisch gliedert sich die Halswirbelsäule in 3 Funktionsbereiche:
- die obere HWS (C0, C1 und C2) mit den Gelenkverbindungen zum Okziput,
- die mittlere HWS (C2–C5) und
- die untere HWS (C5–Th1).

Alle Abschnitte verfügen über ein hohes Ausmaß an Mobilität, um dem Kopf mit seinen Sinnesorganen (visuell, auditiv, sensorisch, Gleichgewicht) die Orientierung im Raum zu ermöglichen (◘ Abb. 6.2). Das Bewegungsverhalten der HWS wird wie das der restlichen Wirbelsäule unbewusst gesteuert. Besonders die Verbindungen des Atlantoaxial- und des Atlantookzipitalgelenkes sind mit zahlreichen Rezeptoren ausgestattet. Vielfältige muskuläre Verbindungen zwischen den Wirbelkörpern,

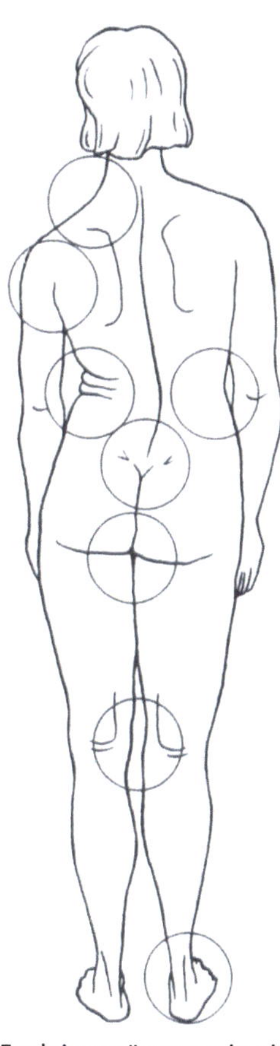

Abb. 6.1. Funktionsstörungen in einem Körperabschnitt beeinflussen den ganzen Körper

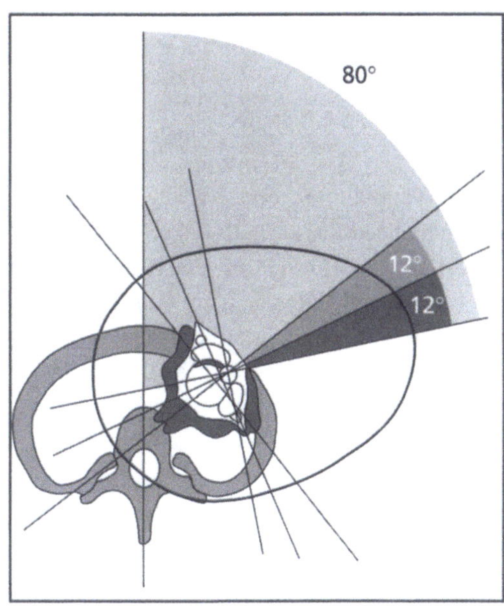

Abb. 6.2. Bewegungsamplitude der Halswirbelsäule in der Transversalebene (Rotation)

Thorax, Schultergürtel und Kranium ermöglichen hochdifferenzierte Positionsänderungen. Diese fein differenzierten Anpassungsmöglichkeiten erhöhen allerdings die Anfälligkeit für Störungen. Neben den dorsalen zervikospinalen Muskelstrukturen (kleine Nackenmuskulatur, M. erektor spinae etc.) bestehen dorsale Verbindungen zum Thorax (M. latissimus dorsi etc.) und zur Skapula (M. trapezius, M. levator scapulae etc.). Ventrale Verbindungen bestehen ebenfalls interspinal und vertebrokranial, skapulokranial (M. omohyoideus, Mm. scaleni etc.) und thorakokranial (M. sternocleidomastoideus, supra- und infrahyoidale Muskulatur etc.). Die Muskelfunktionsschlingen sind spiralig angelegt, sie lassen sich in die Extremitäten fortsetzen [4, 28]. Der Zusammenhang einer länger eingenommenen, überlastenden Haltung mit Veränderungen der Atmung, des Sprechens, des Kauens, des Schluckens, der Muskelspannung sowie der Entstehung von Kopfschmerzen etc. ist von zahlreichen Autoren beschrieben worden.

6.3 Physiotherapie ist Bewegungstherapie

Im Zentrum der physiotherapeutischen Behandlung steht die Bewegungstherapie. Diese wird von physikalischen Maßnahmen begleitet und durch diese unterstützt. Zu den adjuvanten Verfahren zählen Massageformen, Elektrotherapie, Thermotherapie und Hydrotherapie.

Bewegungstherapie ist keine standardisierte Abfolge von Übungen. Nach einer eingehenden physiotherapeutischen Befunderhebung werden die Verfahren eingesetzt, die auf folgende Wirkorte Einfluss nehmen [20]:

- Bewegungssystem,
- Bewegungssteuerung und Bewegungskontrolle,
- innere Organe,
- Verhalten bzw. Erleben.

Auf die Behandlung von HWS-Beschwerden übertragen, beeinflusst die Bewegungstherapie befundabhängig Muskulatur, Nervenstruktur, Bindegewebe und Gelenke. Zum Komplex der Bewegungssteuerung und -kontrolle zählen Koordination, muskulärer Tonus, Gleichgewichtsreaktionen und posturale Steuerung von Kopf und Rumpf. Zum Funktionskreis der inneren Organe lassen sich die oberen Verdauungswege, Atmung und Kreislauf zählen. Verhalten und Erleben umfassen Wirkungen auf Schwindel und Tinnitus, Wahrnehmungsstörungen, allgemeine Entspannung, Schmerz und Angst. Die Wirkorte und deren Beeinflussung durch Bewegungstherapie lassen sich nicht voneinander trennen (◻ Abb. 6.3).

Für den Therapeuten ist die wesentliche Entscheidung, welches Organ- oder Funktionssystem durch seine Therapie primär beeinflusst werden soll.

6.3.1 Vom Befund zur Therapie

Moderne Physiotherapie folgt bei der therapeutischen Intervention dem Prinzip des clinical reasoning. Einer physiotherapeutischen Untersuchung mit Beschreibung bzw. Dokumentation der in den Funktionskreisen vorliegenden Störungen folgt die Interpretation der Untersuchungsergebnisse. Nach Bildung einer Hypothese werden Behandlungsziel und Schwerpunkte der Behandlung definiert.

Die Auswahl der Techniken und Maßnahmen richtet sich nach dem gewünschten Effekt auf den betroffenen Funktionskreis. Individuelle Erfahrungen und Weiterbildungen des Therapeuten, basierend auf einer soliden Aus-

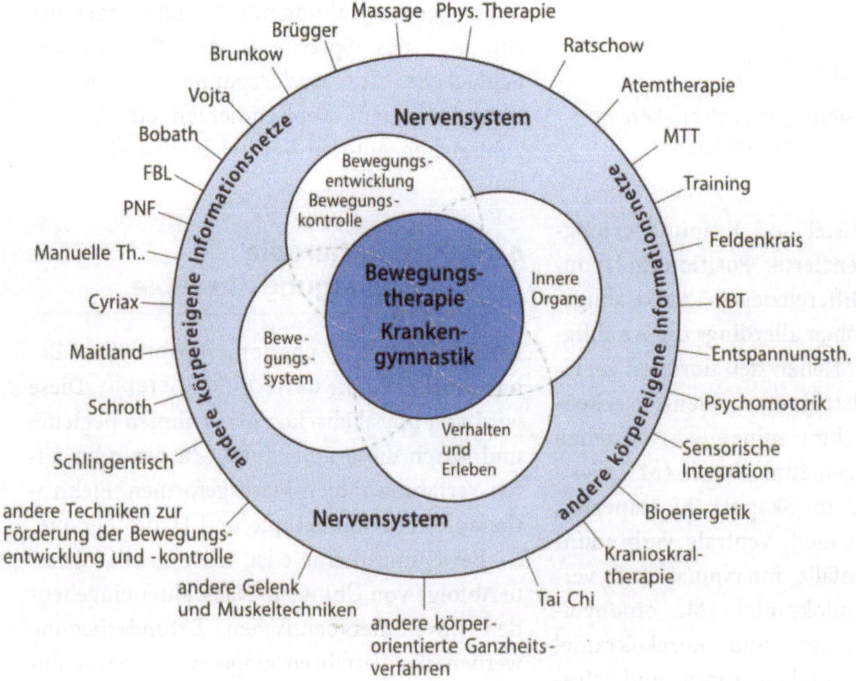

◻ **Abb. 6.3.** Die Vielzahl krankengymnastischer Behandlungstechniken lässt sich ihrem primären Wirkansatz nach vier Bereichen zuordnen

bildung, fließen in die Konzeption ein. Durch die Überprüfung und Evaluation nach Therapieabschluss wird die Einheit in der Vielfalt der Interventionsmöglichkeiten kontrolliert. Evidence based medicine hält auch in die Physiotherapie Einzug, der Bedarf und die Notwendigkeit ist in den Berufsverbänden und Ausbildungsstätten erkannt worden.

Die seit 2001 im Rahmen der Heilmittelrichtlinien geforderte Dokumentation und Evaluation auf dem modifizierten Verordnungsbogen bzw. der Mitteilung an den behandelnden Arzt ist ein Schritt dazu.

6.3.2 Therapieverlauf

Physiotherapie hat das Ziel, den Patienten zu einer Verhaltensänderung zu bewegen: Er soll zu Eigenaktivität angeregt und mitverantwortlich für sein Befinden gemacht werden. Das neue Bewegungsverhalten ist ökonomischer und damit schmerzreduzierend und prophylaktisch. Da der Erwachsene über generalisierte motorische Programme verfügt [44], die in der Regel weitgehend unbewusst ablaufen, erfolgt das motorische Lernen im Behandlungsprozess über die Stufen Wahrnehmung und Entspannung – neue Bewegungsbilder – Übertragung in den Alltag bzw. Konditionierung [33].

In der ersten Therapiephase erspürt der Patient mit Hilfe des Therapeuten beispielsweise muskuläre Verspannungen und lernt diese zu reduzieren, zu entspannen und zu lösen. Er kann auch durch den Therapeuten dekontrahiert werden. Ungünstige Haltungen werden ihm visualisiert oder kinästhetisch-taktil durch geführte Bewegungen bewusst gemacht. Erklärungen schaffen Verständnis für Entstehungsursachen und Auslöser. Die neuen Bewegungserfahrungen zeigen ihm schmerzfreie Bewegungsmöglichkeiten auf. Lohnende Pausen zwischen den Wiederholungen berücksichtigen die individuelle Belastbarkeit. Schwache, hypotone oder hypomobile Strukturen werden als Trainingsaufgaben herausgearbeitet. Dosierte Führungswiderstände durch den Therapeuten, Übungen unter veränderten Schwerkrafteinflüssen, das Arbeiten mit Geräten wie Thera-Band bilden Elemente eines Eigentrainingsprogramms. Dieses Programm sollte in den Alltag übertragen und dort verankert werden. Für das Verhalten im Alltag werden günstige Bewegungsabläufe vermittelt und eine Beratung über Arbeitsplatzgestaltung angeboten.

Fazit

Physiotherapie umfasst nicht nur die gezielte Auswahl von Therapieverfahren und deren fachgerechte Umsetzung und Anpassung. Sie erfordert auch psychologische Fähigkeiten in der Patientenführung und die Kenntnis pädagogischer Konzepte zur Vermittlung sensomotorischer Lernprozesse. Die seit 1994 geltende Ausbildungs- und Prüfungsverordnung für Physiotherapie hat entsprechende Lehrinhalte aufgenommen. Mit dieser Zielsetzung basierend auf seiner Befunderhebung setzt der Physiotherapeut in der jeweiligen Behandlungsphase entsprechende Behandlungskonzepte ein. Die im Folgenden dargestellten Verfahren sind eine Auswahl, die Reihenfolge spiegelt nicht deren Wertigkeit wieder.

6.4 Physiotherapeutische Behandlungskonzepte

6.4.1 Funktionelle Bewegungslehre (FBL)

Die Schweizer Physiotherapeutin Susanne Klein-Vogelbach entwickelte ein Konzept, das auf einer Haltungs- und Bewegungsanalyse basierend ein funktionelles Problem definiert und durch Be-Handlung oder Bewegungsschulung eine Veränderung im Bewegungsverhalten anstrebt. Die analytische Beobachtung vermittelt dem Therapeuten konstitutionelle und funktionell-statische Eigenschaften des Patienten. Im Vergleich mit einer hypothetischen Norm und Fachwissen über Bau und Funktion des gesunden und kranken Körpers und seines Bewegungsverhaltens erstellt er einen funktionellen Behandlungsplan.

Die Kunst der Behandlungsplanung liegt in der Berücksichtigung der Variabilität des menschlichen Körperbaus. Es existieren vielfältige statische und konstitutionelle Gegebenheiten wie Körpergröße, Körpergewicht, Verhältnis von Beinlänge zu Oberkörperlänge, Höhe, Breite und Tiefe des Thorax und Beckens etc. (◘ Abb. 6.4). Ziel der Behandlung ist eine natürliche und damit schmerzfreie

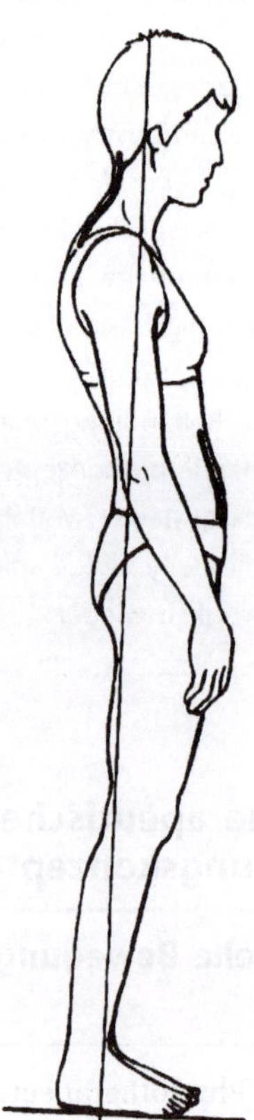

Abb. 6.4. Beispiel einer unphysiologischen Haltung

und ökonomische Bewegung. Die funktionelle Bewegungstherapie umfasst Bewegungserziehung, Funktionsschulung und den Einsatz manueller Techniken. Zur Beschreibung des Befundes hat Klein-Vogelbach neben anerkannten mathematischen, physikalischen und anatomischen Bezeichnungen eigene Ordnungsschemata benutzt, die sich auch für die Basisausbildung bestens eignen. Die Wahrnehmung von Spannung, Entspannung und Bewegungsmöglichkeiten erfolgt u.a. durch »Behandlungs«-Maßnahmen wie mobilisierende Massage und widerlagernde Mobilisation. Zur Eigenwahrnehmung des Patienten über seine Aktivitätszustände kann Eigenpalpation unter veränderten Schwerkrafteinflüssen eingesetzt werden (◘ Abb. 6.5). Im Rahmen der FBL werden »therapeutische Übungen« und »Ballgymnastik« zur Selbsterfahrung des eigenen Körpers und als Motivation zur Selbsterziehung eingesetzt. Klein-Vogelbach beschreibt zu den Übungen die Funktionsanalyse, die Instruktion und die Anpassung an die Konstitution, Statik, Beweglichkeit und Kondition des Patienten.

Fazit

Grundlegende Inhalte der FBL werden in der Regel in der Physiotherapieausbildung vermittelt. Die Arbeitsgemeinschaft FBL im Zentralverband der Physiotherapeuten bietet Weiterbildungen an. Dieser Kreis überarbeitet und aktualisiert zudem die Bücher von Klein-Vogelbach.

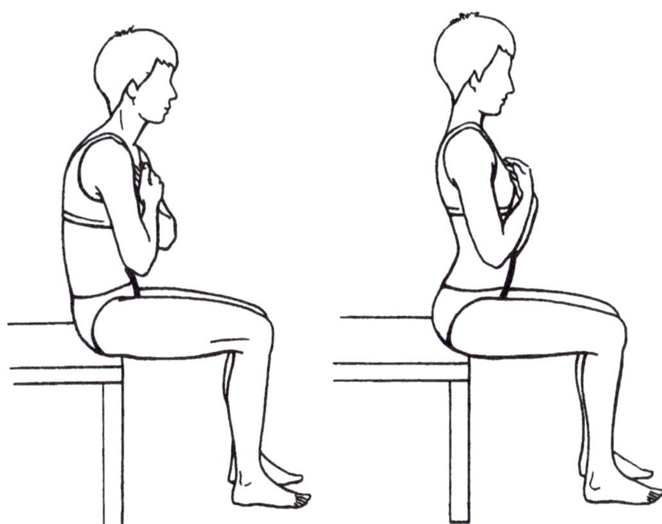

Abb. 6.5. Eigenwahrnehmung von Bewegung und Muskelaktivität

6.4.2 Propriozeptive Neuromuskuläre Fazilitation (PNF)

Das Konzept der PNF wurde von dem Arzt H. Kabat und der Physiotherapeutin Maggie Knott in den fünfziger Jahren in Amerika entwickelt. Es basiert auf neurophysiologischen Erkenntnissen u.a. von Sherrington, Hellbrandt und Pavlov. Nach diesem Konzept besitzt grundsätzlich jeder Mensch, auch wenn Einschränkungen und Störungen vorliegen, latente motorische Möglichkeiten. Diese können durch die aktive Technik gefördert (Facilitation = Erleichterung) werden.

Im Mittelpunkt stehen dabei die Gesamtfunktion des Körpers und die Fortbewegung. Haltung im Sinne von angehaltener Bewegung und Fort-Bewegung sind kontinuierlich in synergistischem, ökonomischem Fluss. Nach Beschreibung der Störungen hinsichtlich Mobilität oder Stabilität werden befundbezogen vorgegebene Bewegungsmuster trainiert [34]. Gezielte taktile Reizsetzungen vor allem auf Propriozeptoren in Muskeln, Sehnen und Gelenken und PNF-Techniken mit Druck, Zug, Dehnung oder Widerstand aktivieren genau beschreibbare Bewegungsmuster (=Pattern). Wie alle natürlichen Bewegungen des Rumpfes und der Extremitäten laufen die Pattern in Diagonalen über mehrere Gelenke und große Muskelketten. So wird sich die Aktivierung eines Armpatterns über den Schultergürtel in den Rumpf und Kopf, aber auch über den Rumpf und Schultergürtel in den kontralateralen Arm und die Beine fortsetzen. Definierte Armpattern können somit vorhersagbare Aktivitäten, die Grundlage der Fortbewegung sind, in allen Körperabschnitten auslösen. Fein abstufbare Dosierungsmöglichkeiten erlauben dem Therapeuten beispielsweise die Aktivierung der muskulären Verbindungen zwischen Rumpf und Wirbelsäule zum Kopf. Diese Aktivitäten sehen wir in den orofazialen Bereich weiterlaufen. Zeitliche und räumliche Summation erhöhen die Engrammierung der physiologischen, unbewusst ablaufenden Bewegungsmuster. Nach erfolgreicher Neukoordination wird der Patient zur Eigenaktivität angeleitet (Abb. 6.6).

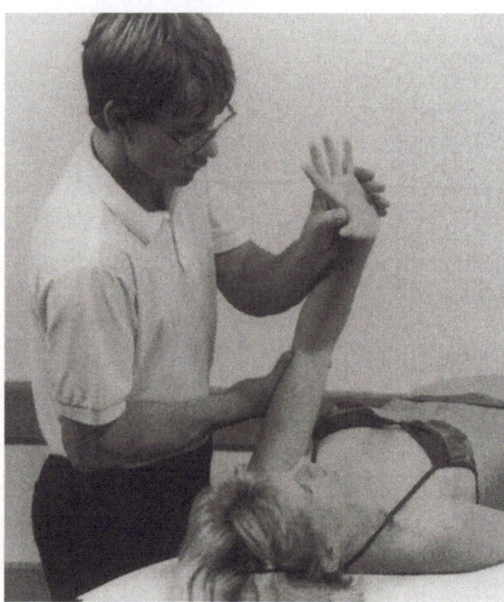

Abb. 6.6. Armpattern mit weiterlaufender Aktivität der gesamten Wirbelsäulenmuskulatur

> **Fazit**
>
> PNF ist Teil der Behandlungstechniken in der Ausbildung zum Physiotherapeuten. In Weiterbildungsstätten, die von den Innungskrankenkassen (IKK) anerkannt sind, kann man anschließend sein Wissen vertiefen. Die Weiterbildung schließt mit einer Prüfung und berechtigt zur Durchführung der Abrechnungsposition »PNF« gegenüber den gesetzlichen Sozialversicherungsträgern.

6.4.3 Brügger-Konzept

Der Schweizer Neurologe Alois Brügger beschreibt bereits in den 50er und 60er Jahren die Grundlagen seines Konzeptes. Nach seiner Meinung beruhen die meisten Erkrankungen des Bewegungssytems nicht primär auf strukturellen Erkrankungen. Beschwerden wie Schmerz, Muskelverspannung oder Bewegungseinschränkungen entstehen als zentralnervös ausgelöste Schutzmechanismen bei Fehl- oder Überbeanspruchungen. Auf falsches Bewegungsverhalten reagieren nozizeptive Regelkreise und führen im arthromuskulären System zu Tonusveränderungen. So spricht Brügger bei der weit verbreiteten krummen Sitzhaltung von der sternosymphysalen Belastungshaltung [3]. Er nennt diesen Beschwerdenkomplex Funktionskrankheiten des Bewegungssytems, da nach seiner Meinung erst Funktionsveränderungen die Strukturen verändert haben. Unter dem Merksatz, dass »die Funktion das Organ formt«, entwickelte er seine Funktionsdiagnostik. Mit der Prämisse, dass der Körper auf Ökonomie programmiert ist und das skelettoarthromuskuläre System in allen Bewegungsabschnitten und Bewegungskomponenten zusammenwirkt, ergeben sich drei fundamentale Therapieansätze.

- Überbeanspruchung von Strukturen vermeiden,
- Wiederherstellung der aufrechten Körperhaltung,
- Lösen entstandener Muskelkontrakturen [4].

Abbildung 6.7 zeigt den funktionellen Zusammenhang von Wirbelsäulenhaltung und Extremitätenpositionen. Über Muskelschlingen und nozizeptive Steuermechanismen können auch wirbelsäulenferne Muskelkontrakturen entstehen (Füße, Hände), die bei längerer Dauer die Aufrichtung verhindern. In diesen Circulus greift die Physiotherapie ein.

Aufgabe des Therapeuten ist es, muskuläre Verkürzungen lokal durch manuelle Techniken und Thermotherapie zu behandeln und zu lösen. Dadurch wird die Einnahme der aufrechten Körperhaltung und die Korrektur der Statik des gesamten Körpers ermöglicht. Der Transfer der aufrechten Körperhaltung in das Bewegungsverhalten bei der Arbeit und im Alltag zählt ebenfalls zu den wichtigen therapeutischen Aufgaben.

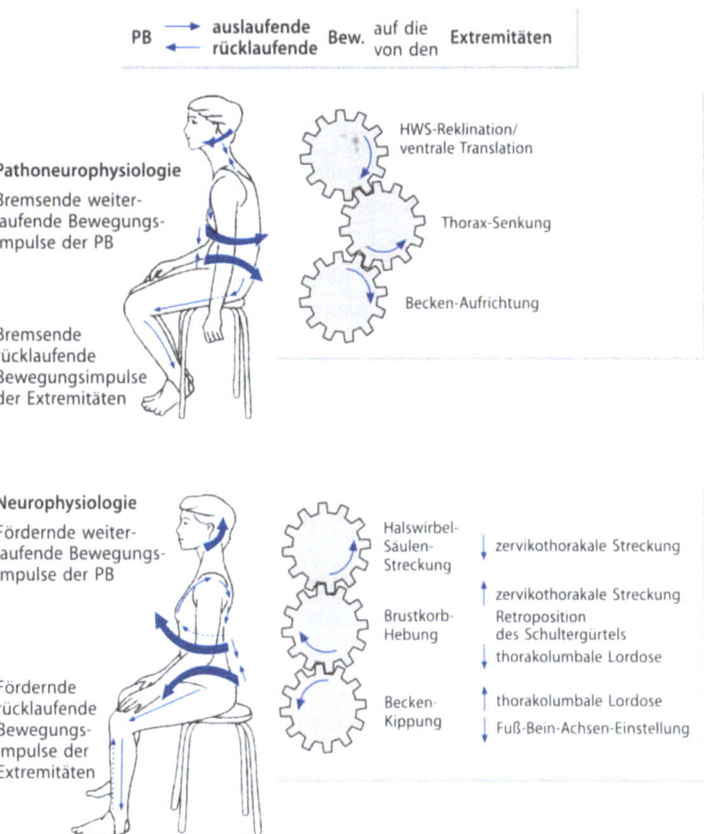

Abb. 6.7. Das Zahnradmodell zur Darstellung der Primärbewegungen der aufrechten Körperhaltung

Die Funktionsanalyse und das Brügger-Konzept sind Teil der Physiotherapieausbildung.

Fazit

Weiterbildungsmöglichkeiten für Physiotherapeuten mit einer Abschlussprüfung gibt es in der Schweiz (Zurzach) und in Deutschland (u.a. St. Peter-Ording).

6.4.4 Spiraldynamik

Die Spiraldynamik ist ein anatomisch-funktionell begründetes Konzept menschlicher Bewegungskoordination. Entwickelt wurde es von einer internationalen und interdisziplinären Forschungsgemeinschaft um die französische Physiotherapeutin Yolande Deswarte und den Schweizer Orthopäden Christian Larsen. Mit Gruppenmitgliedern aus der Sport- und Tanzwissenschaft sowie Yoga entwickelten sie ein dreidimensionales, dynamisches und systematisches Gesamtkonzept. Grundbaustein darin ist die Spirale. Diese ist in der Natur eine sehr verbreitetet Organisationsform. Spiralige Konstruktionen sind platzsparend und in sich stabil. Auch im menschlichen Körper finden sich spiralige Baukonzeptionen: die Trabekelstrukturen der Knochen, dreidimensionale Bewegungen der Wirbelsäule beim Gehen und die Gewölbestrukturen des Fußes und der Hand.

Zwischen den beiden Polen der Wirbelsäule – Kopf und Becken – wird durch eine Dehnspannung (Zug- und Druckkräfte) die Aufrichtung gehalten. Impulszentren liegen zwischen den Polen und starten Bewegungsabläufe. Für den Rumpf befinden sich Impulszentren im Beckenboden und Mundboden. Große Gelenke können sich in einer Achterform bewegen. Diese entsteht durch die wechselnde spiralige Verschraubung mit einer Umkehrschleife im fließenden Übergang. Der Körper wird als dreidimensionale Gesamteinheit betrachtet. Überlastungen und Schmerzen am Bewegungsapparat können über das Konzept der Spiraldynamik beurteilt und behandelt werden.

Spiraldynamik ist eine Gebrauchsanweisung für den eigenen Körper [28]. Aufgabe des Therapeuten ist es, dem Betroffenen bei der Bewusstwerdung seines Haltungs- und Bewegungsverhaltens zu helfen, denn nur dann ändern sich diese Gewohnheiten, ändern sich die Belastungskräfte und die körperlichen Strukturen. Durch den Übertrag des anatomisch richtigen Gebrauchs in Alltag, Arbeit und Training festigt sich das veränderte Verhalten.

HWS-bezogen findet sich häufig eine ventrale Translation des Kopfes mit erhöhter Spannung in der dorsalen Nackenmuskulatur, Verkürzungen in der ventralen Muskulatur etc. Durch geführte Bewegungen in der Rückenlage, detonisierende Weichteiltechniken und Abnahme des Kopfgewichtes sollen die Patienten ihre einseitige Haltung unter einfachen Bedingungen wahrnehmen. Setzt Entspannungsfähigkeit ein, kann die geführte Kopfbewegung komplexer, dreidimensionaler werden. Ziel ist die Bewegung des Kopfes mit den Gelenkverbindungen der HWS und des Kraniums in Form einer Acht. Zunehmend wird der Patient diese Bewegung selbst übernehmen, sie auch im Sitzen bei korrigierter Wirbelsäulenposition und später in der Fortbewegung durchführen können. Eine isolierte Behandlung der HWS bei der bekannten Funktionseinheit von Wirbelsäule und Rumpf wäre zu begrenzt. Therapeutische Übungen werden befundabhängig auf die weiteren Wirbelsäulenabschnitte etc. fortgesetzt. Da der Patient in der Regel sehr rasch die positiven Auswirkungen der von ihm durchgeführten Übungen wahrnimmt, wird er diese in seinen Alltag aufnehmen. Der Therapeut ruft bei den Behandlungen das Geübte ab, korrigiert und ergänzt. Es handelt sich um eine Gebrauchsanleitung für den eigenen Körper – die Vertreter dieses Konzeptes erwarten den mündigen Patienten mit dem Wunsch und der Bereitschaft, etwas für sich selbst zu tun.

Fazit

Spiraldynamik ist eventuell als Basisinformation in der Physiotherapieausbildung enthalten. Weiterbildungskurse werden vom Institut für Spiraldynamik International, Zürich organisiert.

6.4.5 Medizinische Trainingstherapie

Dieser Begriff und Synonyme wie **medizinisches Aufbautraining** oder **KG mit Gerät** beschreiben die Anwendung sportwissenschaftlicher Erkenntnisse auf Menschen mit gesundheitlichen Einschränkungen. Seit vielen Jahren ist das Training von Beweglichkeit, Kraft, Koordination und Ausdauer unter Berücksichtigung reduzierter Belastbarkeit in unterschiedlichen Stadien von Krankheiten oder postoperativen Zuständen Inhalt physiotherapeutischen Handelns. Die Einrichtung der Erweiterten Ambulanten Physiotherapie (EAP) durch die Verwaltungs-Berufsgenossenschaft Ende der achtziger Jahre gab eine entsprechende Weiterbildung für die Physiotherapeuten vor. Neben der physiotherapeutischen Einzelbehandlung und den physikalischen Maßnahmen wurde eine dritte Therapiesäule eingeführt. Der gezielte Einsatz von Geräten mit Erstellung eines Trainingsplanes, abgestimmt auf die aktuelle Belastbarkeit, wird seither in physiotherapeutischen Einrichtungen mit entsprechender Ausstattung erfolgreich praktiziert. Daneben haben sich zunehmend private Anbieter (Ärzte, Trainer, Sportlehrer) vor allem in Ballungszentren niedergelassen.

Unzufrieden über die häufige Chronifizierung von Rückenbeschwerden trotz medikamentöser bzw. physiotherapeutischer Behandlungen begannen Ende der achtziger und Anfang der neunziger Jahre auch in Deutschland verschiedene Gruppen die Effizienz gezielten Muskelaufbautrainings zu untersuchen. Immer mehr Studien zeigten besonders bei 4- bis 12-wöchigen Trainingsprogrammen im chronischen Stadium 2 und 3 deutlich bessere Ergebnisse als bisherige Konzepte. Unter anderem von Denner et al. wurde an der Sporthochschule Köln gemeinsam mit dem Gerätehersteller Schnell ein Analyse- und Trainingskonzept erstellt. Das Forschungs- und Präventionszentrum (FPZ) entwickelt unter der Leitung von Denner für die Halswirbelsäule kombinierte Analyse- und Trainingsgeräte (Abb. 6.8). Die Diagnose wird mit der Hilfe von Geräten gestellt. Auf dieser Grundlage erstellt ein computergestütztes Programm einen individuellen Trainingsplan. Vor- und nachbereitet werden die Übungen am Gerät durch spezifische Aufwärmeinheiten und Dehnübungen [9].

Die Firma David bietet eine ähnliche Geräte- und Trainingskonzeption an.

Auch ohne diese hochspeziellen und kostenintensiven Geräte hat sich die Wertigkeit eines trainingswissenschaftlich aufgebauten Muskelaufbautrainings erwiesen. Zuletzt wurde dies von den gesetzlichen Krankenversicherungen durch die Aufnahme der Abrechnungsposition »KG mit Gerät« in den Heilmittelkatalog 2001 anerkannt. Im Rahmen der EAP der Berufsgenossenschaften und der Sozialversicherungen wird die Trainingstherapie ebenfalls erfolgreich praktiziert.

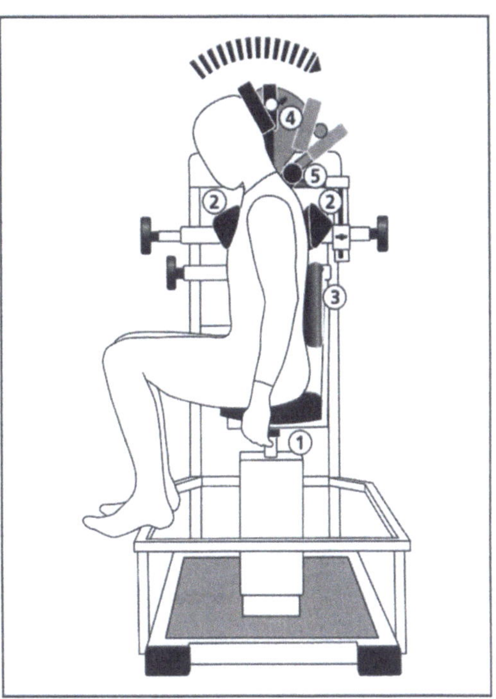

Abb. 6.8. Kombiniertes Analyse- und Trainingssystem für die HWS-Extension

Fazit

Trainingslehre und medizinische Trainingstherapie sind seit 1994 Teil der Physiotherapieausbildung. Weiterbildungskurse werden u.a. von den Fortbildungsinstituten des ZVK – Arbeitsgemeinschaft Medizinisches Aufbautraining – und von der DGMM angeboten. Sie berechtigen nach der Abschlussprüfung zur Abrechnung der Position »Medizinische Trainingstherapie« gegenüber den Sozialversicherungsträgern im Rahmen des EAP Konzeptes.

6.4.6 Manuelle Therapie

Obwohl die Tätigkeit des Physiotherapeuten generell manuell ist, versteht man heute im engeren Sinne unter dem Begriff der »Manuellen

Therapie« oder »Manualtherapie« Behandlungstechniken zur Behebung von reversiblen Funktionsstörungen am Haltungs- und Bewegungsapparat. Ihre Wurzeln hat die europäische Manualtherapie in den USA, wenn auch hierzulande das »Knochensetzen« als Kunst sehr alt ist. Als einer der Gründerväter der Osteopathie wird in den USA der Arzt Andrew Taylor Still angesehen (Schule für Osteopathie 1894). Osteopathie und Chiropraktik sind in den USA anerkannte medizinische Ausbildungen, die sich in ärztlicher Hand weiterentwickelt haben und an medizinischen Hochschulen vermittelt werden. Die deutsche Manuelle Medizin wurde von Ärzten über die schungsgemeinschaft für Arthrologie und Chirotherapie (FAC) und die Gesellschaft für Manuelle Wirbelsäulen- und Extremitätenbehandlung (MWE) aufgebaut, die sich 1966 zur Deutschen Gesellschaft für Manuelle Medizin (DGMM) zusammengeschlossen haben. Auch über Skandinavien (Kaltenborn, Evjenth) wurde die Methode in Deutschland bekannt gemacht.

Die hypomobile Funktionsstörung wird international auch als segmentale und peripherartikuläre Dysfunktion bezeichnet. Der im Deutschen übliche Begriff der Blockierung beschreibt die komplexen Verbindungen von reduzierter Beweglichkeit, verspannter Muskulatur und segmentalen Zusammenhängen zu inneren Organen nur unzureichend. Die von Physiotherapeuten und Ärzten eingesetzten Handgriffe stellen über Traktion (= Entfernung der beiden Gelenkpartner voneinander) oder translatorisches Gleiten (= parallele Verschiebung der Gelenkpartner gegeneinander) das physiologische Gelenkspiel wieder her. Nötig sind dazu fundierte anatomische und funktionell-anatomische Kenntnisse. Unterstützend werden Weichteiltechniken und Dehntechniken durch den Therapeuten oder Autostretching eingesetzt. In Deutschland ist der Physiotherapie nur Mobilisation, dem Arzt auch die Manipulation gestattet.

Unter Mobilisation versteht man die Bewegung der Gelenkpartner mit niedriger Frequenz und großer Amplitude parallel oder senkrecht zur Gelenkfläche. Manipulation bedeutet einen einmaligen, schnellen Impuls mit geringer Kraft und kleiner Amplitude, senkrecht zur Gelenkfläche [10]. Laut Neumann [32] ist die Blockierung die einzige Indikation zur manuellen Therapie. Besonders bei Behandlungen der HWS ist wegen der feinen Gelenkstrukturen und der speziellen Gefäßversorgung eine äußerst sorgfältige Befunderhebung und Therapie notwendig. Zumal zunehmend mehr Untersuchungen belegen, dass nur in 20% der Bewegungseinschränkungen an der HWS Hypomobilität vorliegt. Das rasche manipulative Einrenken führt deshalb nur selten zum gewünschten Erfolg, denn ohne Behandlung der sichernden und bewegenden Muskulatur ist der Therapieerfolg nur kurzfristig (■ Abb. 6.9). Weitere bekannte Therapiekonzepte sind die Methode nach **Cyriax** und das Maitland-Konzept.

Fazit

Die Manuelle Therapie ist in der Ausbildung zum Physiotherapeuten enthalten. Von den Innungskrankenkassen (IKK) anerkannte Weiterbildungsstätten vermitteln anschließend vertiefende Kenntnisse. Die Weiterbildung schließt mit einer Prüfung und berechtigt zur Durchführung der Abrechnungsposition »Manuelle Therapie« gegenüber den gesetzlichen Sozialversicherungsträgern. Neben den Ausbildungsstätten der DGMM bieten auch Berufsverbände (Deutscher Verband für Physiotherapie – ZVK e.V., Bundesverband selbständiger PhysiotherapeutInnen – IFK e.V.) entsprechende Kurse an.

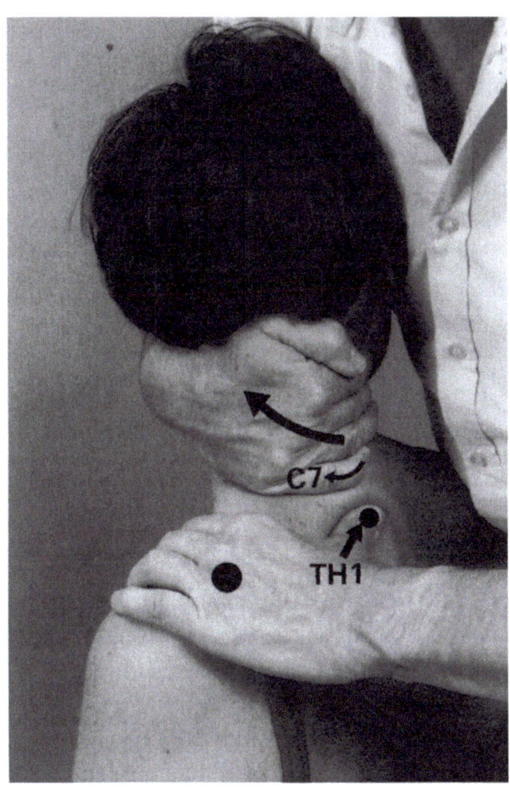

Abb. 6.9. Beispiel eines manipulativen Eingriffes am zervikothorakalen Übergang

6.4.7 Osteopathie – Kraniosakrale Therapie

Beides sind Therapieverfahren, die sich in den letzten Jahren in Deutschland rasch verbreiten. Die Verfahren sind von den gesetzlichen Sozialversicherungsträgern nicht anerkannt. Einige Elemente der Osteopathie entsprechen der manuellen Therapie. Da sich die Verordnung von Ärzten außerhalb der erstattungsfähigen Sozialleistungen erhöht hat, sollen beide Verfahren beschrieben werden. Häufig sind es Physiotherapeuten und Heilpraktiker, die sich diese Zusatzqualifikationen aneignen.

Osteopathie

Der amerikanische Arzt Andrew Taylor Still entdeckte Ende des 19. Jahrhunderts, dass der Körper über Strukturen verfügt, die bei entsprechender manueller Stimulation körperliche und funktionelle Störungen beseitigen können. 1874 vollendete Still sein Konzept der Osteopathie unter dem Leitsatz »Leben ist Bewegung«. Dabei bezieht Still nicht nur das System aus Muskulatur und knöchernen Verbindungen (= strukturelle Osteopathie), sondern auch Weichteile, innere Organe, Nerven- und Gefäßbahnen (= viszerale Osteopathie) und den Schädel (= kraniale Osteopathie) mit ein. 1892 eröffnete Still die American School of Osteopathy. Erfolgreiche Absolventen erhielten den Titel des Doktors der Osteopathy (D.O.), eine noch heute übliche Bezeichnung für die Absolventen der US-staatlich anerkannten Schulen für Osteopathie.

Osteopathenschulen vermitteln heute nicht nur anatomische Kenntnisse und Handgrifftechniken, sondern auch das übliche Wissen der Ausbildung an medizinischen Hochschulen. Der wesentliche Unterschied besteht darin, dass an den Osteopathieschulen, die teilweise staatlichen Universitäten angeschlossen sind, zusätzlich 400 Stunden manuelle Therapie unterrichtet werden [32]. Anfang des 20. Jahrhunderts erreichte diese Therapieform Europa, 1917 wurde eine erste Schule in London eröffnet. Der Leitsatz »Leben ist Bewegung« als Basis der systemischen Therapie umschreibt das Therapieziel, alle Bewegungen des Körpers wiederherzustellen und den Körper zur Selbstregulation anzuregen. Neben den Gelenkbewegungen behandelt der Osteopath auch die feinen, rhythmischen Bewegungen der Lunge, des Darmes, des Kreislaufsystems und der Lymphe. Daneben sollen Lebensgewohnheiten und Ernährungsmuster beachtet werden, die ebenfalls Einfluss auf Gelenkbeweglichkeit und innere Funktionen nehmen. Abhängig vom Ergebnis der Befunderhebung plant der Osteopath die Behandlung. Die manuell durchgeführten Behandlungen umfassen rhythmische Techniken, Impulstechniken und langsame Belastungstechniken [18]. Diese können direkt am Störungsort oder indirekt durchgeführt werden (Muscle Energy Technique, Strain/Counterstrain etc.).

> Fazit
>
> **Die Ausbildung zum Osteopathen ist in Deutschland nicht staatlich geregelt. Die in der Akademie für Osteopathie in Deutschland (AOD) zusammengeschlossenen Schulen nach amerikanischem oder britischem Vorbild gehen von einer 5- bis 6-jährigen berufsbegleitenden Ausbildung aus. Als Basis setzen diese eine Ausbildung in einem Gesundheitsfachberuf voraus. Auch die Berufsverbände der Physiotherapeuten (ZVK, IFK) und ärztliche Organisationen wie die DGMM bieten Weiterbildungen in osteopathischen Techniken an.**

6

Kraniosakrale Therapie

Die rhythmische Aktivität von Kreislauf- und Atmungssystem sind heute allgemein bekannt.

1970 entdeckte der Osteopath und Chirurg John E. Upledger den Rhythmus des kraniosakralen Systems. Dieses System besteht aus den Membranen und Häuten, die mit zerebrospinaler Flüssigkeit gefüllt Gehirn und Rückenmark umgeben und schützen. Die Produktion und Resorption des Liquors und dessen Zirkulation besitzen einen eigenen Rhythmus.

Dieser ist nur dann ungehindert, wenn die Beweglichkeit des Schädels (des Kraniums), der Wirbelsäule und des Sakrums frei ist. Bei der Behandlung des Schädels konnte Upledger auf die Erkenntnisse von William G. Sutherland (D.O.) zurückgreifen. Nach dessen Meinung haben die Schädelknochen ihre Form deshalb, weil sie in den Suturae beweglich sein müssen.

Sutherland nannte sein Konzept Kraniale Osteopathie. Upledger begann seine Hypothesen 1975 am Osteopathy College der Michigan State University wissenschaftlich zu überprüfen. Gleichzeitig befasste sich die Studiengruppe mit der Befunderhebung der Funktion des kraniosakralen Systems. Upledger verfeinerte die Techniken Sutherlands so weit, dass für den Behandler die Pulsation der zerebrospinalen Flüssigkeit an Bewegungen der Schädelknochen und der Wirbelsäule sichtbar und palbierbar ist. Therapeutische Interventionen bei Beschwerden wie Migräne und Kopfschmerz, chronische Nackenschmerzen, Tinnitus, koordinative Störungen etc. ließen sich dokumentiert positiv beeinflussen. Befundbezogen wird nicht nur die Beweglichkeit der einzelnen Schädelknochen erarbeitet. Auch die Mobilität der den Duralsack umgebenden Wirbelsäule und des Sakrums mit allen Gelenk- und Weichteilverbindungen wird wiederhergestellt. Der manuelle Krafteinsatz ist dabei gering, die sanfte Behandlungsmethode soll die selbstkorrigierenden Aktivitäten des Körpers anregen. Sie versucht einen Spannungsausgleich in diesem System zu schaffen und über die systemische Harmonisierung indirekt Einfluss auf die Symptome des Patienten zu nehmen.

> Fazit
>
> 1990 eröffnete Upledger die erste deutsche Ausbildungsstätte für Kraniosakrale Therapie, orientiert an der Ausbildung in den USA. Neben den bei der Osteopathieausbildung genannten etablierten Instituten existieren mannigfaltige Anbieter von Kursen der Kraniosakraltherapie. Die Qualität dieser Ausbildungen ist dort in Frage zu stellen, wo auf Grundlagenkenntnisse der Anatomie und Physiologie durch eine entsprechende Berufsausbildung verzichtet wird und die Lehrqualifikation bzw. Ausbildung des Dozenten nicht zu erkennen ist.

Die Aufnahme in eine Liste mit Kraniosakraltherapeuten nach einem Wochenendkurs deutet ebenfalls nicht auf eine fundierte Ausbildung hin.

6.5 Zusammenfassung

Die Physiotherapeutinnen und Physiotherapeuten verfügen über effektive Methoden und Konzepte zur Behandlung von Funktionsstörungen an der Halswirbelsäule. Sie können ebenso ausstrahlende Beschwerden (referred pain) im Schädel- und Gesichtsbereich wie auch Tinnitus, Schwindel, zervikogenen Kopfschmerz und kraniomandibuläre Dysfunktionen positiv beeinflussen.

Die aktive Therapie vermittelt dem Betroffenen

- ein neues Körperbewusstsein,
- die Erfahrung von Entspannung und Schmerzreduzierung,
- das Gefühl für Funktionsverbesserungen und
- das Erlernen von Möglichkeiten zur selbständigen Behebung von Beschwerden.

Vermehrt zeigen Studien den Vorteil dieser aktiven Therapieform gegenüber passiven Behandlungskonzepten. Schlagzeilen wie: »Physiotherapie ist besser als eine Halskrause« [39] oder Aussagen wie: »For neck pain therapeutic exercises were the only intervention with clinically important benefit relative to a control« [1] als Studienergebnis bestätigen und untermauern die Erfahrungen der Vergangenheit.

Literatur und Kontakte

1. Albright J, Philadelphia Panel Members (2001) Philadelphia evidence based clinical practice interventions for neck pain. Physical Therapy 81 (10): 1701–1717
2. Brokmeier A (2001) Kursbuch Manuelle Therapie. 3. Aufl. Enke, Stuttgart
3. Brügger A (1958) Über die Tendomyose. DMW 83: 1048
4. Brügger A (1971) Das sternale Syndrom. Huber, Bern
5. Brügger A (1997) Fundamentale Techniken in der Therapie der Funktionskrankheiten. Krankengymnastik 49 (1): 71–76
6. Brügger A (2000) Lehrbuch der funktionellen Störungen des Bewegungssystems. Brügger, Zürich
7. Buchbauer J, Steininger K (2001) Funktionelles Krafttraining in der Rehabilitation. 4. Aufl. Urban & Fischer, München
8. Buck M, Beckers D, Alder S (2001) PNF in der Praxis. 4. Aufl. Springer, Berlin Heidelberg New York Tokyo
9. Denner A (1997) Muskuläre Profile der Wirbelsäule. Springer, Berlin Heidelberg New York Tokyo
10. Frisch H (1996) Programmierte Therapie am Bewegungsapparat: Chirotherapie. 2. Aufl. Springer, Berlin Heidelberg New York Tokyo
11. Frisch H (2001) Programmierte Untersuchung des Bewegungsapparates: Chirodiagnostik. 8. Aufl. Springer, Berlin Heidelberg New York Tokyo
12. Frymoyer JW et al. (1983) Risk factors in low-back pain. J Bone Joint Surg 65 A (2): 213–218
13. Elkeles T (1994) Der Rückenschmerz. WZB-Mitteilungen 66 (12)
14. Funke E (Hrsg) (1999) Physiotherapie an der Halswirbelsäule. Urban & Fischer, München
15. Gibbons SW (2002) Kraft versus Stabilität – Teil 2: Grenzen und positive Auswirkungen. Man Ther 6: 13–20
16. Gottlob A (2001) Differenziertes Krafttraining mit Schwerpunkt Wirbelsäule. Urban & Fischer, München
17. Greenman P (2000) Lehrbuch der osteopathischen Medizin. Hüttig, Stuttgart Heidelberg
18. Hartman L (1997) Lehrbuch der Osteopathie. Pflaum, München
19. Hedin S (2002) PNF – Grundverfahren und funktionelles Training. 2. Aufl. Urban & Fischer, München
20. Hüter-Becker A (1997) Ein neues Denkmodell für die Physiotherapie. Krankengymnastik 49 (4): 565–569
21. Hüter-Becker A (Hrsg) (2002) Wirkorte integrativer Physiotherapie. Bd 1, Bewegungssystem. Thieme, Stuttgart New York
22. Klein-Vogelbach S (2000) Funktionelle Bewegungslehre. 5. Aufl. Springer, Berlin Heidelberg New York Tokyo

23. Klein-Vogelbach S (2002) Funktionelle Bewegungslehre: Ballübungen. 4. Aufl. Springer, Berlin Heidelberg New York Tokyo
24. Klein-Vogelbach S (2002) Funktionelle Bewegungslehre: Therapeutische Übungen. 4. Aufl. Springer, Berlin Heidelberg New York Tokyo
25. Klein-Vogelbach S, Spirgi-Gantert I et al. (2002) Behandlungstechniken in der funktionellen Bewegungslehre. Springer, Berlin Heidelberg New York Tokyo
26. Knott M, Voss D (1968) Proprioceptive neuromuscular facilitation, patterns and techniques. Harper and Row, Philadelphia
27. Larsen C (1995) Die zwölf Grade der Freiheit, Via Nova, Petersberg
28. Larsen C (1998) Wirbelsäule Prävention durch 3-D-Bewegungsqualität. Krankengymnastik 50 (5): 826–833
29. Larsen C (2001) Spiraldynamik: Dreidimensionale Atemtherapie. Zeitschrift für Physiotherapie 53 (11): 1163–1182
30. Liem T (2001) Kraniosakrale Therapie. Hippokrates, Stuttgart
31. Luomajoki H (2002) Evidence für Übungen und Training bei lumbalem Rückenschmerz. Man Ther 6: 33–47
32. Neumann HD, Sachse J (1995) Manuelle Medizin. 3. Aufl. Springer, Berlin Heidelberg New York Tokyo
33. Neumann W (1997) Gesundheitsförderung durch kognitive Haltungsmodifikation. Krankengymnastik 49 (2): 212–220
34. Ozarcuk L (1999) PNF Konzept. In: Funke E (Hrsg) Physiotherapie an der Halswirbelsäule. Urban & Fischer, München
35. Rang N (1998) CranioSacralOsteopathie. 2. Aufl. Hippokrates, Stuttgart
36. Raspe H, Kohlmann T (1993) Rückenschmerz – eine Epidemie unserer Tage? Dtsch Ärztebl 90 (44): 1963–1967
37. Rock CM (1998) Agistisch-exzentrische Kontraktionsmaßnahmen gegen Funktionsstörungen des Bewegungssystems. Brügger, Zürich
38. Rock CM (1999) Reflektorische Funktionsstörungen der HWS. In: Funke E (Hrsg) Physiotherapie an der Halswirbelsäule. Urban & Fischer, München
39. Schnabel M et al. (2002) Ergebnisse der frühfunktionellen krankengymnastischen Übungsbehandlung nach HWS Distorsion. Schmerz 16: 15–21
40. Stock M (2001) Beschleunigungstrauma – Aspekte aus Pathomechanik und Pathophysiologie für die Behandlung nach der Funktionellen Bewegungslehre Klein-Vogelbach. Zeitschrift für Physiotherapeuten 53 (3): 406–417
41. Upledger J (2000) Auf den inneren Arzt hören – Eine Einführung in die Craniosacral-Arbeit. Heyne, München
42. Upledger J (2000) SomatoEmotionale Praxis der CranioSacralen Therapie. Hüttig, Stuttgart Heidelberg
43. Upledger J, Vredevoogd J (2000) Lehrbuch der Craniosacralen Therapie. 4. Aufl. Haug, Heidelberg
44. Weiss T, Miltner W (2001) Motorisches Lernen – neuere Erkenntnisse und ihre Bedeutung für die motorische Rehabilitation. Zeitschrift für Physiotherapeuten 53 (4): 578–588
45. Welsink D (1999) Grundlagen, Definitionen und Ziele des Medizinischen Aufbautrainings in der Physiotherapie. Krankengymnastik 51 (7): 601–608

Kontakte

Arbeitsgemeinschaft PNF im ZVK
E-mail: ag-pnf@t-online.de

Arbeitsgemeinschaft Medizinisches
Aufbautraining (MAT) im ZVK
E-mail: AGMAT@t-online.de

Deutscher Verband für Physiotherapie –
Zentralverband der Krankengymnasten
ZVK e.V.
http://www.zvk.org

Deutsche Gesellschaft
für Manuelle Medizin (DGMM)
http://www.dgmm.de

Arbeitsgemeinschaft Funktionelle
Bewegungslehre Klein-Vogelbach im ZVK
J. Hick, E-Mail: Hickj@hotmail.com

Arbeitsgemeinschaft Manuelle Therapie
im ZVK
http://www.AG-Manuelle-Therapie.de

Akademie für Osteopathie in Deutschland e.V.
http://www.osteopathie-akademie.de

American Osteopathy Association
http://www.aoa-net.org

Spiraldynamik International, Zürich, CH
http://www.spiraldynamik.com

Upledger Ausbildungsinstitut
http://www.upledger.com.de

Die Verordnung von Heilmitteln bei HWS-bedingten Beschwerden im HNO-Bereich

P. van den Berg

7.1 Einleitung

Grundsätzlich ist die Verordnung von Heilmitteln in den Richtlinien des Bundesausschusses der Ärzte und Krankenkassen über die Verordnung von Heilmitteln in der vertragsärztlichen Versorgung festgehalten.

7.2 Verordnung von Physiotherapie

Die Heilmittelrichtlinien sind in folgende für Sie wichtige Unterkapitel gegliedert:

A. Maßnahmen der Physikalischen Therapie
  a. Erkrankungen der Stütz- und Bewegungsorgane
  - Wirbelsäulenerkrankungen
  - Unfall-, Gelenk- und Wiederherstellungschirurgie
  - Gelenk- und Weichteilerkrankungen
  - Muskelerkrankungen

  b. Erkrankungen des ZNS und des Rückenmarks
  c. Erkrankungen der inneren Organe
  - Erkrankungen der Atmungsorgane
  - Herz- und Kreislauferkrankungen
  - Erkrankungen des Gastrointestinaltrakts
  - Erkrankungen der Nieren, Harn- und Geschlechtsorgane

  d. Sonstige Erkrankungen

B. Maßnahmen der Ergotherapie
  a. Erkrankungen der Stütz- und Bewegungsorgane
  - Wirbelsäulenerkrankungen
  - Unfall-, Gelenk- und Wiederherstellungschirurgie
  - Gelenk- und Weichteilerkrankungen
  - Erkrankungen des Muskelsystems

  b. Erkrankungen des ZNS
  - angeborene oder früh erworbene Hirnschädigung und Entwicklungsstörungen
  - Schädigung des Gehirns nach Abschluss der Hirnreife

  c. Schädigung des Rückenmarks und der peripheren Nerven
  - Schädigung des Rückenmarks
  - Schädigung der peripheren Nerven

  d. Psychische Störungen
  - geistige und psychische Störungen im Kindes- und Jugendalter
  - neurotische, Persönlichkeits- und Verhaltensstörungen
  - Schizophrenie, schizotype und wahnhafte Störungen, affektive Störungen
  - psychische und Verhaltensstörungen durch psychotrope Substanzen
  - organische, einschließlich symptomatische und psychische Störungen

7.2.1 Allgemeine Grundsätze

Wichtig

Heilmittel sind nur nach Maßgabe dieser Richtlinien nach pflichtgemäßem Ermessen verordnungsfähig.

Der indikationsbezogene Katalog verordnungsfähiger Heilmittel nach § 92 Abs. 6 SGB V, der Bestandteil dieser Richtlinien ist, wird im weiteren Text als Heilmittelkatalog bezeichnet. Er regelt Folgendes:

- die Indikation, bei denen Heilmittel verordnungsfähig sind,
- die Art der verordnungsfähigen Heilmittel bei diesen Indikationen,
- die Menge der verordnungsfähigen Heilmittel je Diagnose und
- die Besonderheiten bei Wiederholungsverordnungen (Folge- und Langfristverordnungen).

Um die Zusammenarbeit zwischen Vertragsarzt und Heilmittelerbringer im Hinblick auf eine gemeinsame, ausreichende, zweckmäßige und wirtschaftliche Leistungserbringung zu gewährleisten, dürfen für die Verordnung nur die jeweils vereinbarten Vordrucke verwendet werden. Das Nähere zum Inhalt und Umfang der Zusammenarbeit des Vertragsarztes mit dem Heilmittelerbringer und zu dem Gebrauch der Verordnungsvordrucke ist in den Kapiteln VI und VII der Richtlinien nachzulesen.

Vertragsärzte und Krankenkassen haben darauf hinzuwirken, dass die Versicherten dazu beitragen, Krankheiten zu verhindern bzw. den Verlauf und die Folgen zu mildern. Dies soll eigenverantwortlich durch gesundheitsbewusste Lebensführung, frühzeitige Beteiligung an Vorsorgemaßnahmen sowie aktive Mitwirkung an der Behandlung erfolgen.

Der Heilmittelverordnung nach den Richtlinien liegt in den jeweiligen Abschnitten des Heilmittelkataloges ein definierter Regelfall zugrunde.

Wichtig

Bei diesem Regelfall geht man davon aus, dass mit dem entsprechend zugeordneten Heilmittel in angegebener Verordnungsmenge typischerweise das angestrebte Therapieziel erreicht werden kann.

Eine Heilmittelverordnung im Regelfall liegt dann vor, wenn bei entsprechender Diagnose das im Heilmittelkatalog angegebene Heilmittel ausgewählt und die dort festgelegte Verordnungsmenge nicht überschritten wird. Heilmittelverordnungen außerhalb des Regelfalls sind bis auf die in den Richtlinien genannten Ausnahmen nicht zulässig.

Rezidive oder neue Erkrankungsphasen können die Verordnung von Heilmitteln als erneuten Regelfall auslösen, wenn nach einer kontinuierlichen Heilmittelanwendung ein behandlungsfreies Intervall von

Wichtig

- mehr als 6 Wochen bei der physikalischen Therapie,
- mehr als 12 Wochen bei der Stimm-, Sprech- und Sprachtherapie und
- mehr als 12 Wochen bei der Ergotherapie

abgelaufen ist.

7.2.2 Verordnung von Heilmitteln

Je nach Therapie kann das Heilmittel unterschiedlich eingesetzt werden.

In der Physikalischen Therapie als:

- vorrangiges Heilmittel,
- optionales Heilmittel,
- ergänzendes Heilmittel,
- standardisierte Heilmittelkombination.

In der Stimm-, Sprech- und Sprachtherapie:

- das im Katalog genannte Heilmittel.

In der Ergotherapie als:

- vorrangiges Heilmittel,
- optionales Heilmittel,
- ergänzendes Heilmittel.

Allgemein sind die Heilmittel nach Maßgabe des Kataloges im Regelfall verordnungsfähig als:

- Erstverordnung,
- Folgeverordnung,
- Langfristverordnung.

Wichtig

Begründungspflichtige Verordnungen sind der zuständigen Krankenkasse vor Fortsetzung der Therapie zur Genehmigung vorzulegen. Verzichtet eine Krankenkasse auf die Vorlage, informiert sie darüber schriftlich die kassenärztliche Vereinigung.

Die Auswahl und die Anwendung des Heilmittels hängt von Ausprägung und Schweregrad der Erkrankung (Schädigung, Funktionsstörung, Fähigkeitsstörung) sowie von dem mit dieser Verordnung angestrebten Therapieziel ab.

Folgeverordnung

Nach einer Erstverordnung gilt jede Verordnung zur Behandlung derselben Diagnose als Folgeverordnung. Dies gilt auch, wenn sich unter der Behandlung die Leitsymptomatik ändert und unterschiedliche Heilmittel zum Einsatz kommen.

Wichtig
Folgeverordnungen im Regelfall können nach Maßgabe des Heilmittelkataloges als erste und maximal als zweite Folgeverordnung ausgestellt werden.

Sie sind nach Maßgabe des Heilmittelkatalogs nur zulässig, wenn sich der behandelnde Vertragsarzt zuvor erneut vom Zustand des Patienten überzeugt hat. In die Entscheidung des Vertragsarztes soll der Bericht des Therapeuten nach Nr. 29.5 der Heilmittelrichtlinien einfließen.

Langfristverordnung

Langfristverordnungen sind im Regelfall nur zulässig, wenn dies im Heilmittelkatalog ausdrücklich festgelegt ist. Auch bei Langfristverordnungen ist die Anzahl der Behandlungen festzulegen.

Wichtig
»Standardisierte Heilmittelkombinationen« können im Regelfall nicht als Langfristverordnung verordnet werden.

Ist im Heilmittelkatalog eine Langfristverordnung nicht vorgesehen und ist das Therapieziel ohne eine solche Verordnung im Einzelfall nicht erreichbar, ist diese Verordnung gegebenenfalls mit prognostischer Einschätzung zu begründen.

Lässt sich in Ausnahmefällen mit der nach Maßgabe des Heilmittelkatalogs bestimmten Verordnungsmenge die Behandlung nicht abschließen, bedürfen alle weiteren Verordnungen der besonderen Begründung, gegebenenfalls mit prognostischer Einschätzung.

Gerätegestützte Krankengymnastik (KG-»Gerät«)

Neuerdings ist auch gerätegestützte Krankengymnastik verordnungsfähig. Sie kann als Einzeltherapie oder in der Gruppe bis maximal 3 Patienten durchgeführt werden. Unabdingbar ist die Anleitung, Aufsicht und Kontrolle durch den behandelnden Therapeuten.

Sie dient der Behandlung krankhafter Muskelinsuffizienz, -dysbalancen und -verkürzungen sowie motorischer Paresen mittels spezieller medizinischer Trainingsgeräte, vor allem bei chronischen Erkrankungen der Wirbelsäule sowie bei posttraumatischen oder postoperativen Eingriffen mit

- Sequenztrainingsgeräten für die oberen und unteren Extremitäten und den Rumpf bzw.
- Hebel- und Seilzugapparaten (auxotone Trainingsgeräte) für die Rumpf- und Extremitätenmuskulatur.

Die gerätegestützte Krankengymnastik dient außerdem zur Behandlung von angeborenen und vor Abschluss der Hirnreife erworbene zentrale Bewegungsstörungen, zur Erleichterung des Bewegungsablaufes durch Ausnutzung komplexer Bewegungsmuster, Bahnung von Intervention und Bewegungsabläufen und Förderung oder Hemmung von Reflexen.

Standardisierte Heilmittelkombinationen

Die »standardisierten Heilmittelkombinationen«, also standardisierte Kombinationen von Maßnahmen der Physikalischen Therapie aus den oben genannten Ausführungen können nach Maßgabe des Heilmittelkatalogs nur dann verordnet werden,

- wenn komplexe Schädigungsbilder vorliegen und die therapeutisch erforderliche Kombination von drei oder mehr Maßnahmen synergetisch sinnvoll ist,
- wenn die Erbringung dieser Maßnahme in einem direkten zeitlichen und örtlichen Zusammenhang erfolgt und
- der Patient aus medizinischer Sicht geeignet ist.

Beispiel für standardisierte Heilmittelkombinationen

D1: KG (inkl. KG-Gerät, manuelle Therapie)
+ KMT
+ Wärme
+ Elektrotherapie
+ gegebenenfalls Traktion

D2: KMT
+ Chirogymnastik/Übungsbehandlung
+ Wärme- und Kältetherapie
+ Elektrotherapie

7.2.3 Inhalt und Durchführung der Heilmittelverordnung

Die Verordnung erfolgt ausschließlich auf vereinbarten Vordrucken. Die Vordrucke müssen vollständig ausgefüllt werden. Änderungen und Ergänzungen der Heilmittelverordnung bedürfen mit Ausnahme der Regelungen nach Nr. 29.1 und 29.4 der Heilmittelrichtlinien einer erneuten Arztunterschrift mit Datumsangabe.

In der Heilmittelverordnung sind nach Maßgabe der vereinbarten Vordrucke das Heilmittel der Physikalischen Therapie, gegebenenfalls auch die einzelnen Heilmittel der »Standardisierten Heilmittelkombinationen«, der Ergotherapie und der Stimm-, Sprech- und Sprachtherapie eindeutig zu bezeichnen. Ferner sind alle für die individuelle Therapie erforderlichen Einzelangaben zu machen. Anzugeben sind insbesondere

- auf dem Vordruck erfragte allgemeine Angaben zur Verordnung,
- der Verordnung (Erstverordnung, Folgeverordnung oder Langfristverordnung, Hausbesuch),
- gegebenenfalls der späteste Zeitpunkt des Therapiebeginns, soweit abweichend von Nr. 28 der Heilmittelrichtlinien,
- Indikation (Diagnose, Leitsymptomatik) mit Therapieziel(en),
- ergänzende Hinweise (z.B. Befunde, Vor- und Begleiterkrankungen),
- erforderliche medizinische Begründungen bei Verordnungen über den Regelfall hinaus,
- Verordnungsmenge und gegebenenfalls Therapiefrequenz,
- Durchführung der Therapie als Einzel- oder Gruppenbehandlung,
- spezifische Befunde bei der Verordnung von Maßnahmen der Ergotherapie.

Die Indikation für die Verordnung von Heilmitteln nach Nr. 17, 18 und 20 der Heilmittelrichtlinien ergibt sich nicht aus der Diagnose allein, sondern nur dann, wenn die Schädigung, Funktionsstörung bzw. Fähigkeitsstörung eine Heilmittelanwendung notwendig macht.

Bei gegebener Indikation richtet sich die Auswahl der zu verordnenden Heilmittel nach dem jeweils im Vordergrund stehenden Behandlungsziel:

- Vorrangig soll eine im Heilmittelkatalog als »vorrangiges Heilmittel« genannte Maßnahme zur Anwendung kommen.
- Ist dies aus in der Person des Patienten liegenden Gründen nicht möglich, kann alterna-

tiv ein im Heilmittelkatalog genanntes »optimales Heilmittel« verordnet werden.

- Zusätzlich zu einem »vorrangigen Heilmittel« oder einem »optimalen Heilmittel« kann ein im Heilmittelkatalog genanntes »ergänzendes Heilmittel« verordnet werden.
- Liegen bei derselben Diagnose mehrere gleichrangige Schädigungen bzw. Funktionsstörungen vor, ist die gleichzeitige Verordnung von maximal zwei Heilmitteln je Abschnitt des Heilmittelkataloges, gegebenenfalls mit dem zugehörigen ergänzenden Heilmittel zulässig. Alternativ ist nach dem Heilmittelkatalog eine »standardisierte Heilmittelkombination« indiziert.

Wichtig

»Standardisierte Heilmittelkombinationen« (z.B. KG, KMT, KG-Gerät, ETS, Wärme, Eis) dürfen nur verordnet werden, wenn der Patient bei komplexen Schädigungsbildern einer intensiveren Heilmittelbehandlung bedarf und die therapeutisch erforderliche Kombination von drei oder mehr Maßnahmen synergetisch sinnvoll ist.

Bedingung ist außerdem, dass die Erbringung dieser Maßnahmen in einem direkten zeitlichen und örtlichen Zusammenhang erfolgt und der Patient aus medizinischer Sicht geeignet ist.

Wichtig

- Die gleichzeitige Verordnung von Heilmitteln in der Physikalischen Therapie, Stimm-, Sprech- und Sprachtherapie und Ergotherapie ist bei entsprechender Indikation zulässig.

- Die gleichzeitige Verordnung eines »vorrangigen Heilmittels« und eines »optimalen Heilmittels« bei derselben Schädigung ist nicht zulässig.

Wichtig

- Die gleichzeitige Verordnung einer »standardisierten Heilmittelkombination« der Physikalischen Therapie mit einem weiteren Einzelheilmittel der Physikalischen Therapie ist nicht zulässig.

Erscheint der Erfolg der Heilmitteltherapie fraglich, ist zu prüfen, ob der Behandlungserfolg durch andere therapeutische Maßnahmen zu erreichen ist. Dabei ist auch die Indikation für eine Rehabilitation zu prüfen.

7.2.4 Zusammenarbeit zwischen Vertragsärzten und Heilmittelerbringern

Eine ausreichende, zweckmäßige und wirtschaftliche Versorgung mit Heilmitteln, die das Maß des Notwendigen nicht überschreitet, ist nur zu gewährleisten, wenn der verordnende Vertragsarzt und der die Verordnung ausführende Therapeut eng zusammenwirken.

Beginn der Heilmittelbehandlung

Sofern der Vertragsarzt auf dem Verordnungsvordruck keine Angaben zum spätesten Behandlungsbeginn gemacht hat, soll die Behandlung innerhalb des folgenden Zeitraumes begonnen werden:

Wichtig

- bei Maßnahmen der Physikalischen Therapie: innerhalb von 10 Tagen nach Ausstellung der Verordnung,
- bei Maßnahmen der Stimm-, Sprech- und Sprachtherapie: innerhalb von 14 Tagen nach Ausstellung der Verordnung,

- bei Maßnahmen der Ergotherapie: innerhalb von 14 Tagen nach Ausstellung der Verordnung.

> **Wichtig**
> Kann die Heilmittelbehandlung in dem genannten Zeitraum nicht aufgenommen werden, verliert die Verordnung ihre Gültigkeit.

Durchführung der Heilmittelbehandlung:

Sind auf dem Verordnungsvordruck Angaben zur Frequenz der Heilmittelbehandlung gemacht, ist eine Abweichung davon nur zulässig, wenn zuvor zwischen Vertragsarzt und Therapeut ein abweichendes Vorgehen verabredet wurde. Die einvernehmliche Änderung ist vom Therapeuten auf dem Verordnungsvordruck zu dokumentieren.

Wird die Behandlung länger als nachstehend genannt unterbrochen, verliert die Verordnung ihre Gültigkeit:
- bei Maßnahmen der Physikalischen Therapie: nach 10 Tagen,
- bei Maßnahmen der Stimm-, Sprech- und Sprachtherapie: nach 14 Tagen,
- bei Maßnahmen der Ergotherapie: nach 14 Tagen.

Ergibt sich bei der Durchführung der Behandlung, dass mit dem verordneten Heilmittel voraussichtlich das Therapieziel nicht erreicht werden kann oder der Patient anders als erwartet auf die Behandlung reagiert, hat der Therapeut darüber unverzüglich den Vertragsarzt, der die Verordnung ausgestellt hat, zu informieren und die Behandlung zu unterbrechen. Der Vertragsarzt entscheidet über die Änderung oder Ergänzung des Therapieplans, eine neue Verordnung oder die Beendigung der Behandlung.

Der Therapeut ist gehalten, seine aus dem Behandlungsverlauf resultierenden Vorschläge zur Änderung des Therapieplans auf dem Verordnungsvordruck zu unterbreiten.

Er ist außerdem verpflichtet, den verordnenden Vertragsarzt nach Abschluss einer Behandlungsserie schriftlich über das Ergebnis der Therapie zu unterrichten.

> **Wichtig**
> Eine prognostische Einschätzung ist abzugeben, sofern er die Fortsetzung der Therapie für erforderlich hält.

7.3 Verordnung von medizinischer Trainingstherapie

Die Verordnung »KG-Gerät« ist bei chronischer Erkrankung der Wirbelsäule entweder möglich über eine Verordnung KG/KG-Gerät oder über eine D1-Verordnung, also eine standarisierte Heilmittelkombination. Eine weitere Verordnungsmöglichkeit für den Bereich medizinische Trainingstherapie lässt der Heilmittelkatalog nicht zu.

Für die Effektivität dieser Trainingstherapie soll Ihnen bewusst sein, dass Resultate hier längerfristig stabil erreicht werden können, aber Ihr Budget belasten. Viele Institutionen haben hier professionelle Angebote, die privat bezahlt, teilweise aber von Krankenkassen und Rentenversicherungsträgern unterstützt werden. Außerdem haben die Rentenversicherungsträger das Intensive Reha Nachsorge Konzept (IRENA), durch das Rehabilitationsziele vor Ort und nach der stationären Rehabilitation gefestigt werden. In diesem Konzept ist die medizinische Trainingstherapie enthalten.

Bei einer muskulären Dysbalance könnte diese Verordnung z. B. sinnvoll sein, um unter physiotherapeutischer Anleitung einen Trainingsprozess in Gang zu setzen.

7.4 Verordnung Trainingstherapie und Physiotherapie in der ambulanten Rehabilitation

Die ambulante Rehabilitation erfolgt nach den Richtlinien der Bundesarbeitsgemeinschaft Rehabilitation (BAR).

Für die muskuloskelettale Rehabilitation gilt Folgendes: Neben Physiotherapie, Physikalischer Therapie und Trainingstherapie werden auch Behandlungen im Bewegungsbad, Ergotherapie, Gruppenbehandlungen, Entspannungsbehandlungen, Vorträge etc. angeboten. Interdisziplinäre Beratungen durch Sozialarbeiter, Diätassistentinnen, Krankenschwestern und Psychologen sind möglich. Die Behandlungszeit beträgt durchschnittlich 5 Stunden.

Für die neue ambulante Rehabilitation gilt, dass hier zwischen Erwerbstätigen unterschieden wird, die von der Erwerbsunfähigkeit bedroht sind, und solchen, die davon nicht bedroht sind.

> **Wichtig**
> Bei drohender Erwerbsunfähigkeit ist der RVT zuständig (LVA oder BfA).

Wenn die Erwerbsfähigkeit nicht bedroht ist, liegt die Zuständigkeit bei der Krankenkasse. Für nicht im Erwerbsleben stehende Personen (Rentner, Familienmitversicherte) gilt, dass immer die Krankenkasse zuständig ist.

7.4.1 Antrag

> **Wichtig**
> Jeder Vertragsarzt (bisher nur Orthopäden und Chirurgen) kann eine Rehabilitationsbehandlung in die Wege leiten.

Anträge bekommt man bei der LVA und BfA sowie bei Krankenkassen oder in Reha-Zentren.

> **Wichtig**
> Wichtig ist, dass in zweifelhaften Fällen (z.B. chronische Schmerzen der Wirbelsäule etc.) ambulante Einzelverordnungen (KG-Gerät, D1 oder D2) erfolglos waren.

Die bereits erfolgten Einzelverordnungen sollten immer auf dem Antrag stehen. Andernfalls lehnt der MdK in vielen Fällen eine ambulante Reha mit der Begründung ab, dass zunächst Einzelbehandlungen bzw. D1- und D2-Verordnungen ausgeschöpft werden sollen.

Indikationen sind:

- entzündlich-stoffwechselbedingte muskuloskelettale Erkrankungen,
- degenerative muskuloskelettale Krankheiten,
- angeborene oder erworbene Krankheiten durch Fehlbildung, Fehlstatik oder Dysfunktion der Bewegungsorgane,
- Folgen von Verletzungen der Bewegungsorgane.

Bei der Zusammenarbeit zwischen Rehazentrum und Krankenkassen gehen die Anträge zur Genehmigung direkt zur Krankenkasse, per Post oder über den Patient. Lediglich zur Abrechnung braucht das Reha-Zentrum das Original.

Bei der Zusammenarbeit zwischen Rehazentrum und LVA bzw. BfA muss der Antrag mit den Befundunterlagen an die LVA weitergeleitet werden, und zwar über den Behandler, die Krankenkasse oder das Reha-Zentrum.

AOK | LKK | BKK | IKK | VdAK | AEV | Knappschaft | UV

Heilmittelverordnung 13

XX Berufsgenossenschaft Großhandel/Lagerei

Spielpatient
xyz   22.12.22
yz
97491 Aidhausen

0000000   1

6413321   /   07.03.2003

XX Erst-verord.

XX Nein

Verordnungsmenge	Heilmittel nach Maßgabe des Kataloges	Anzahl pro Wo.
6x	KG, manuelle Therapie	
6x	Traktion und/oder Wärme oder Kältethera.	

Diagnose mit Leitsymptomatik, ggf. wesentliche Befunde

Gelenkfunktionsstörung, Muskelspannungsstörung
oder Fehl- und Überlastung
Spohdyl Artrose;
Chronisch WS Erkrankung
HWS

Ggf. Spezifizierung der Therapieziele

Beseitigung der
Gelenksfunktionsstörung

Medizinische Begründung bei Verordnungen außerhalb des Regelfalles

Drs. Heiden, Biesinger,
Drs. Haing, Grabner,
HNO-Ärzte, Plast. Op., Allerg.
83278 Traunstein, Marplatz 5
0861/60078   64/13321

Vertragsarztstempel / Unterschrift des Arztes

Muster 13a (7.2001)

Abb. 7.1. Formular Heilmittelverordnung 13

Wichtig ist, dass auf dem Antrag folgende Punkte ausgefüllt werden:

- »Antrag auf Leistungen zur Rehabilitation für Versicherte«.
- Auf dem Bericht des behandelnden Arztes kann unter »   « angegeben werden, dass eine ambulante Reha, z. B. im ambulanten Reha-Zentrum gewünscht wird.
- Zusätzlich soll der Patient auf dem Infoblatt für ambulante Reha angeben, dass er eine ambulante Reha wünscht.

Wichtig

Eine solche Verordnung belastet nicht das Heilmittelbudget des Einweisers.

7.5 Beispiele

Vorgehen bei folgender Diagnose:

NMR-gesicherte Protrusion C5/C6 mit radikulärer Symptomatik, Tinnitus, Funktionsstörung C0/C1 rechts

Bei akuter Erkrankung:

Leitsymptomatik: z. B. Gelenkfunktionsstörung, Muskelspannungsstörung oder Fehl- und Überbelastung.

Die sinnvolle und wirtschaftliche Verordnung lautet zur dieser Leitsymptomatik:

A. KG/manuelle Therapie

Ergänzend:

C. Traktion bzw. Wärme- oder Kältetherapie

Tabelle 7.1. Heilmittel-Richtlinien, Zweiter Teil, I. Maßnahmen der Physikalischen Therapie, Beschluss Bundesausschuss 06. Februar 2001
Erkrankungen der Stütz- und Bewegungsorgane: Wirbelsäulenerkrankungen

Indikation		**Ziel der Physikalischen Therapie**	**Heilmittelverordnung im Regelfall**	
Diagnose	**Leitsymptomatik: Schädigung, Funktionsstörung**		A **Vorrangige Heilmittel** B optionale Heilmittel C **ergänzende Heilmittel** D **standardisierte Heilmittelkombinationen**	Verordnungsmengen je Diagnose, weitere Hinweise
Lokale und pseudoradikuläre Wirbelsäulenerkrankungen **– akut und subakut –** **BWS einschließlich zervikozephaler und zervikothorakaler Übergang** z. B. Diskopathien, Myotendopathien, Blockierungen, Osteochondrosen bzw. Spondylarthrosen oder Uncovertebralarthrosen; reflektorische Störungen	**1. Akute u. subakute segmentale Schmerzen durch:** a. Gelenkfunktionsstörung (einschl. Kopf- u. Intervertebralgelenke) b. Muskelspannungsstörungen mit Störung des Stoffwechsels und der Durchblutung c. Fehl- oder Überbelastung diskoligamentärer Strukturen	**1. Schmerzreduktion** – Verringerung oder Beseitigung der Gelenkfunktionsstörung – Regulierung von Muskelverspannung, -stoffwechsel, -durchblutung – Verringerung oder Beseitigung der Fehl- oder Überbelastung diskoligamentärer Strukturen	A **KG/Manuelle Therapie** C. Traktion/Wärme-/Kältetherapie A **KMT/Elektrotherapie** B UWM/BGM C Stangerbad, Wärme- bzw. Kältetherapie A **KG** C. Traktion	Erstverordnung: bis zu 8-mal/VO[a] Erste Folgeverordnung: bis zu 6-mal/VO Zweite Folgeverordnung: keine Langfristverordnung: keine Frequenzempfehlung: 2- bis 4-mal wöchentlich
	2. Akute u. subakute segmentale Bewegungseinschränkungen	**2. Wiederherstellung bzw. Besserung der gestörten Beweglichkeit**	A **KG/Manuelle Therapie** B Übungsbehandlung C Wärme- bzw. Kältetherapei	

[a] VO Verordnung

Tabelle 7.2. Heilmittel-Richtlinien, Zweiter Teil, I. Maßnahmen der Physikalischen Therapie. Beschluss Bundesausschuss 6. Februar 2001: Erkrankungen der Stütz- und Bewegungsorgane: Wirbelsäulenerkrankungen

Indikation		Ziel der Physikalischen Therapie	Heilmittelverordnung im Regelfall	
Diagnose	**Leitsymptomatik: Schädigung, Funktionsstörung**		A **Vorrangige Heilmittel** B optionale Heilmittel C **ergänzende Heilmittel** D **standardisierte Heilmittelkombinationen**	Verordnungsmengen je Diagnose, weitere Hinweise
Lokale und pseudoradikuläre Wirbelsäulenerkrankungen **– akut und subakut –**	**1. Akute u. subakute segmentale Schmerzen durch:**	**1. Schmerzreduktion**	A **KG/Manuelle Therapie** C. Traktion/Wärme-/Kältetherapie	Erstverordnung: bis zu 8-mal/VO[a] Erste Folgeverordnung: bis zu 6-mal/VO Zweite Folgeverordnung: keine Langfristverordnung: keine Frequenzempfehlung: 2- bis 4-mal wöchentlich
BWS einschließlich thorakolumbaler Übergang z. B. Diskopathien, Myotendopathien, Blockierungen, Osteochondrosen/Spondylarthrosen, Scheuermann-Krankheit, reflektorische Störungen	a. Gelenkfunktionsstörung (einschl. Kostotransversal- u. Intervertebralgelenke) b. Muskelspannungsstörungen mit Störung des Stoffwechsels und der Durchblutung c. Fehl- oder Überbelastung diskoligamentärer Strukturen	– Verringerung oder Beseitigung der Gelenkfunktionsstörung – Regulierung von Muskelverspannung, -stoffwechsel, -durchblutung Verringerung oder Beseitigung der Fehl- oder Überbelastung diskoligamentärer Strukturen	A **KMT/Elektrotherapie** B UWM/BGM C Stangerbad, Wärme- bzw. Kältetherapie A **KG**	
	2. Akute u. subakute segmentale Bewegungseinschränkungen	**2. Wiederherstellung bzw. Besserung der gestörten Beweglichkeit**	A **KG/Manuelle Therapie** B Übungsbehandlung C Wärme- bzw. Kältetherapie	

[a] VO Verordnung

Tabelle 7.3. Heilmittel-Richtlinien, Zweiter Teil, I. Maßnahmen der Physikalischen Therapie. Beschluss Bundesausschuss 6. Februar 2001: Erkrankungen der Stütz- und Bewegungsorgane: Wirbelsäulenerkrankungen

Indikation		Ziel der Physikalischen Therapie	Heilmittelverordnung im Regelfall	
Diagnose	**Leitsymptomatik:** **Schädigung, Funktionsstörung**		A **Vorrangige Heilmittel** B optionale Heilmittel C **ergänzende Heilmittel** D **standardisierte Heilmittelkombinationen**	Verordnungsmengen je Diagnose, weitere Hinweise
Lokale und pseudoradikuläre Wirbelsäulenerkrankungen **– akut u. subakut** **LWS einschließlich lumbosacraler Übergang** z. B. Discopathien, Myotendopathien, Blockierungen, Osteochondrosen/Spondylarthrosen, reflektorische Störungen	**1. Akute u. subakute segmentale Schmerzen durch** a. Gelenkfunktionsstörung (einschl. Intervertebralgelenke und ISG) b. Muskelspannungsstörungen mit Störung des Stoffwechsels und der Durchblutung c. Fehl- oder Überbelastung discoligamentärer Strukturen	**1. Schmerzreduktion** – Verringerung oder Beseitigung der Gelenkfunktionsstörung – Regulierung von Muskelverspannung, -stoffwechsel, -durchblutung Verringerung oder Beseitigung der Fehl- oder Überbelastung diskoligamentärer Strukturen	A **KG/Man. Therapie** C. Traktion/Wärme-/Kältetherapie A **KMT/Elektrotherapie** B UWM/BGM C. Stangerbad/Wärme-/Kältetherapie	Erstverordnung: bis zu 8-mal VO[a] Erste Folgeverordnung bis zu 6-mal/VO Zweite Folgeverordnung: keine Langfristverordnung: keine Frequenzempfehlung: 2- bis 4-mal wöchentlich
	2. Akute u. subakute segmentale Bewegungseinschränkungen	**2. Wiederherstellung/Besserung der gestörten Beweglichkeit**	A KG; C. Traktion A **KG/Manuelle Therapie** B Übungsbehandlung C. Wärme bzw. Kältetherapie	

[a] VO Verordnung

Tabelle 7.4. Heilmittel-Richtlinien, Zweiter Teil, I. Maßnahmen der Physikalischen Therapie. Beschluss Bundesausschuss 6. Februar 2001: Erkrankungen der Stütz- und Bewegungsorgane: Wirbelsäulenerkrankungen

Indikation		Ziel der Physikalischen Therapie	Heilmittelverordnung im Regelfall	
Diagnose	**Leitsymptomatik: Schädigung, Funktionsstörung**		**A Vorrangige Heilmittel** B optionale Heilmittel **C ergänzende Heilmittel** **D standardisierte Heilmittelkombinationen**	Verordnungsmengen je Diagnose, weitere Hinweise
Lokale und pseudoradikuläre Wirbelsäulenerkrankungen **– akut u. subakut** **HWS einschließlich** zervikozephaler und zervikothorakaler Übergang z. B. Discopathien, Myotendopathien, Blockierungen, Osteochondrosen/Spondylarthrosen, reflektorische Störungen	**1. Chronische segmentale Schmerzen durch:** a. Gelenkfunktionsstörung (einschl. Intervertebralgelenke) b. Muskelspannungsstörungen mit Störung des Stoffwechsels und der Durchblutung c. Fehl- oder Überbelastung discoligamentärer Strukturen	1. Schmerzreduktion – Verringerung oder Beseitigung der Gelenkfunktionsstörung – Regulierung von Muskelverspannung, -stoffwechsel, -durchblutung Verringerung oder Beseitigung der Fehl- oder Überbelastung diskoligamentärer Strukturen	**A KG/Manuelle Therapie** C Traktion/Wärme-/bzw. Kältetherapie **A KMT/Elektrotherapie** B UWM/BGM C Stangerbad, Wärme- bzw. Kältetherapie **A KG** C Traktion	Erstverordnung: bis zu 10-mal VO[a] Erste Folgeverordnugn: bis zu 8-mal VO Zweite Folgeverordnung: keine **davon Höchstverordnungsmenge der Heilmittelkombination: bis zu 10-mal** **Langfristverordnung:** keine **Frequenzempfehlung:** 2- bis 3-mal wöchentlich **Ziel:** Erlernen eines Eigenübungsprogrammes
	2. Chronisch segmentale Bewegungseinschränkungen	2. **Wiederherstellung/ Besserung der gestörten Beweglichkeit**	**A KG/Manuelle Therapie** B Übungsbehandlung C Wärme- bzw. Kältetherapie	
	3. Muskeldysbalance, -insuffizienz, -verkürzung	**3. Wiederherstellung der gestörten Muskelfunktion**	**A KG/KG-Gerät** B Übungsbehandlung bzw. Chirogymnastik	

Tabelle 7.4 (Fortsetzung)

Indikation		Ziel der Physikalischen Therapie	Heilmittelverordnung im Regelfall
Lokale und pseudoradikuläre Wirbelsäulenerkrankungen – chronisch –	**4. Chronische, komplexe Schädigungen** **D1** Leitsymptomatik: bei führender Schädigung 1 a **D2** Leitsymptomatik: bei führender Schädigung 1 b neben 2 und 3	**4. siehe 1–3**	**D1** KG (inkl. KG-Gerät, Manuelle therapie) + KMT + Wärme- bzw. Kältetherapie + Elektrotherapie + ggf. Triktion **D2** KMT + Chirogymnastik/ Übungsbehandlung + Wärme- bzw. Kältetherapie + Elektrotherapie

[a] VO Verordnung

Bei chronischer Erkrankung:
Leitsymptomatik: z.B. chronische segmentale Bewegungsstörung
Die sinnvolle und wirtschaftliche Verordnung zu dieser Leitsymptomatik lautet:
A. KG/Manuelle Therapie

Ergänzend: C. Wärme- oder Kältetherapie
Liegt eine Gelenkfunktionsstörung neben Muskelspannungsstörungen oder Fehl- und Überbelastung vor, können Sie eine D1-Verordnung verschreiben.

Wichtig

D1 ist eine standardisierte Heilmittelverordnung KG oder KG-Gerät mit mindestens zwei der folgenden Leistungen: KMT, Wärme, Kälte, Elektrotherapie, Traktion. Die Behandlungszeit beträgt eine Stunde.

Wenn es sinnvoll ist, dass die Behandlung ausgedehnter stattfindet und weitere Therapiemethoden, Beratungen, Vorträge, psychologische Hilfestellungen und Ernährungsberatung umfasst, kann eine ambulante Rehabilitationsbehandlung in die Wege geleitet werden.

8

Strahlentherapie bei gutartigen Erkrankungen im Kopf-Hals-Bereich

O. Micke, J. Büntzel

8.1 Einführung

8.1.1 Was heißt Strahlentherapie gutartiger Erkrankungen?

Den Begriff **Strahlentherapie** verbindet man landläufig mit der Therapie von Krebsleiden und das ist in der Tat die häufigste Indikation, mit der Patienten in den entsprechenden Kliniken oder Abteilungen behandelt werden. Trotzdem besteht das Spektrum solcher Institute nicht nur in der Behandlungen von bösartigen Tumorleiden. Weniger bekannt ist, dass auch eine Vielzahl von gutartigen Erkrankungen mittels ionisierender Strahlung behandelt werden können.

Wichtig

Die hierbei verwendeten Dosen sind zum Teil erheblich geringer als in der Tumortherapie und betragen vielfach nur 10% der dort verwendeten Bestrahlungsdosis.

Was in der Strahlentherapie als gutartige Erkrankungen bezeichnet wird, umfasst eine heterogene Gruppe ätiologisch völlig unterschiedlicher Krankheitsbilder, deren einziger inhaltlicher Zusammenhang das Nichtmaligne des Prozesses bedeutet. Dabei schließt »nichtmaligne« invasive, lebensbedrohliche Erkrankungen oder solche, die die Lebensqualität des Patienten einschränken können, nicht notwendigerweise aus [78].

Die folgenden Indikationen werden im Allgemeinen unter dem Begriff »Strahlentherapie gutartiger Erkrankungen« zusammengefasst:

Strahlentherapie

Merke

- die Behandlung benigner Tumoren (z.B. Meningiome oder Desmoide). Diese können für den Patienten ein erhebliches Gefährdungspotential bedeuten. Die zugrunde liegenden Mechanismen der Wirkung der Strahlentherapie unterscheiden sich nicht wesentlich von denen der onkologischen Therapie bösartiger Erkrankungen. Daher möchten wir an dieser Stelle nur auf die einschlägigen Lehrbücher verweisen.
- die Behandlung von degenerativen Gelenkerkrankungen (z.B. Periarthritis humeroscapularis, Epicondylitis humeri radialis (»Tennisellenbogen«) und schmerzhafter Fersensporn (Calcaneodynie; plantare Fasciitis)).
- die Behandlung hyperplastischer und hypertrophischer Prozesse (z.B. Keloidprophylaxe, endokrine Orbitopathie, Pseudotumor orbitae, Induratio penis plastica, Dupuytrensche Kontraktur, postoperative Ossifikationsprophylaxe nach TEP-Implantation).
- die Bestrahlung zur Okklusion von Gefäßmissbildungen (z.B. Hämangiom, zerebrale arteriovenöse Malformation, evtl. auch die senile Makuladegeneration des Auges)
- die Bestrahlung von entzündlichen Erkrankungen (z.B. Panaritium ossale, Schweißdrüsenabszess, chronische Parotitis, nicht heilende Fisteln [53]).

Wichtig

Den wahrscheinlich größten Anteil an der Strahlentherapie gutartiger Erkrankungen macht die **Schmerzbestrahlung** von degenerativen Skelettveränderungen aus. Im Kopf-Hals-Bereich stellt die Strahlentherapie gutartiger Erkrankungen eine eher seltenere Indikation dar.

Wenn man so will, ist die Radiotherapie gutartiger Veränderungen historisch gesehen weitaus älter als die der Krebsbehandlung.

Wichtig

Schon vor 200 Jahren soll bei den Bewohnern in und um Joachimsthal bei Karlsbad (Böhmen) die schmerzlindernde Wirkung der uranhaltigen Pechblende bei Gelenkbeschwerden bekannt gewesen sein.

Nach der Entdeckung der Röntgenstrahlen und der Herstellung geeigneter Geräte verbreitete sich die Schmerzbestrahlung rasch. Bereits 1898 berichtete Sokoloff über die Ergebnisse der Strahlentherapie bei »rheumatischen« Erkrankungen [86].

Der ziemlich sorglose Einsatz der Schmerzbestrahlung nahm Ende der fünfziger, Anfang der sechziger Jahre ein rasches Ende: Untersuchungen aus England zeigten bei Patienten, die in jungen Jahren aufgrund einer rheumatischen Erkrankung der Wirbelsäule (Bechterew-Strümpell-Marie-Krankheit) bestrahlt worden waren, Jahre später eine leicht erhöhte Leukämierate. Die Folge war, dass der Stellenwert der Schmerzbestrahlung bei degenerativen Skelettveränderungen deutlich gesunken ist.

In den letzten Jahren hat gerade diese Therapiemodalität eine wahre Renaissance erlebt, was vor allem daran liegt, dass trotz erheblicher Fortschritte auf dem Gebiet der systemischen Analgetika, z. B. durch die Einführung der Cox-2-Inhibitoren, und der Verwendung neuer Therapiemodalitäten immer noch ein erheblicher Anteil von Patienten bleibt, der weiterhin über Beschwerden klagt oder eine lang dauernde systemische Therapie nicht vertragen kann.

Daher wird vermehrt auf diese im Vergleich wenig toxische, gering belastende und kostengünstige Therapiealternative ausgewichen. Dies gilt vor allem für Patienten mittleren und höheren Lebensalters [81].

Auch bei gutartigen Erkrankungen im Kopf-Hals-Bereich gibt es, trotz großer Fortschritte auf den Gebieten der operativen wie auch der medikamentösen Therapie, noch einige Indikationen für den Einsatz einer Strahlentherapie.

Wir möchten daher im Folgenden die wichtigsten und interessantesten Bestrahlungsindikationen darstellen, von denen einige vielleicht nur noch von historischem Interesse sind, und ihren Stellenwert für die heutige Medizin kritisch beleuchten.

8.2 Historische Betrachtungen

Wie erwähnt, ist die Strahlentherapie gutartiger Erkrankungen historisch gesehen sogar älter als diejenige der bösartigen Erkrankungen. Daher darf an dieser Stelle ein kurzer historischer Rückblick nicht fehlen. Der erste therapeutische Einsatz ionisierender Strahlen erfolgte vor über 100 Jahren am 24. November 1896 durch Leopold Freund in Wien [23]. Er behandelte einen ausgedehnten Tierfellnävus bei einem fünfjährigen Mädchen mit Röntgenstrahlen in drei experimentellen Behandlungsserien. Er konnte damit nicht nur den Nachweis über die biologische Wirksamkeit der Röntgenstrahlen führen, sondern er etablierte ebenfalls das bis heute gültige Prinzip der fraktionierten Bestrahlung. In der Folge wurde die Radiotherapie relativ bedenkenlos bei nahezu allen gutartigen Erkrankungen eingesetzt, auch bei solchen HNO-ärztlicher, internistischer, neurologischer oder dermatologischer Art.

Erst die zunehmenden Erkenntnisse über mögliche unerwünschte Spätfolgen des therapeutischen Einsatzes ionisierender Strahlen, insbesondere der Sekundärmalignomentwicklung, haben dem Gebrauch der Strahlentherapie neue Grenzen gesetzt.

8.3 Bestrahlungsgeräte und -techniken

Die Bestrahlungsgeräte, die zur Strahlentherapie gutartiger Erkrankungen im Kopf-Hals-Bereich eingesetzt werden, sind im Prinzip dieselben, die auch in der Tumortherapie zum Einsatz kommen. Wir möchten an dieser Stelle die verschiedenen Bestrahlungsgeräte mit ihren technischen Besonderheiten vorstellen.

Bei der perkutanen Bestrahlung (Teletherapie) werden entweder Linearbeschleuniger verschiedener Energien oder Co-60-Teletherapiegeräte eingesetzt. Seltener, vor allem bei oberflächlich gelegenen Prozessen, werden Orthovoltgeräte verwendet. Intraluminale Bestrahlungen werden in der Regel mittels Brachytherapie durchgeführt.

> **Wichtig**
> Die Wahl des Bestrahlungsgerätes erfolgt entsprechend der Lokalisation der zu bestrahlenden Läsion oder Erkrankung. Hierbei spielen vor allem die unterschiedlichen Tiefendosisverläufe der verschiedenen Bestrahlungsgeräte eine wichtige Rolle.

Abbildung 8.1 zeigt dazu eine Übersicht.

8.3.1 Konventionelle Röntgentherapie

Bei der konventionellen Röntgentherapie (auch **Orthovolttherapie**) kommen bei der heutzutage meist verwendeten Hartstrahltechnik Energien zwischen 100 und 400 kV zum Einsatz (Abb. 8.2).

Die Erzeugung der Strahlung erfolgt nach sehr ähnlichen Prinzipien wie in Röntgendiagnostikapparaturen, so dass in den Frühjahren der Strahlentherapie die selben Geräte sowohl für die Anfertigung von Röntgenbildern als auch für die Radiotherapie verwendet wurden.

> **Wichtig**
> Der Nachteil dieser Geräte ist jedoch, dass eine Bestrahlung tiefer liegender Prozesse wenig sinnvoll ist: Der Dosisabfall in die Tiefe ist steil und die Hautschonung durch einen fehlenden Aufbaueffekt, der erst bei höheren Photonenenergien auftritt, gering.

Für die Bestrahlung oberflächlicher Veränderung und insbesondere für die Schmerzbestrahlung sind die Geräte nach wie vor sehr gut geeignet. Von Vorteil sind auch die geringeren Anschaffungs- und Betriebskosten sowie

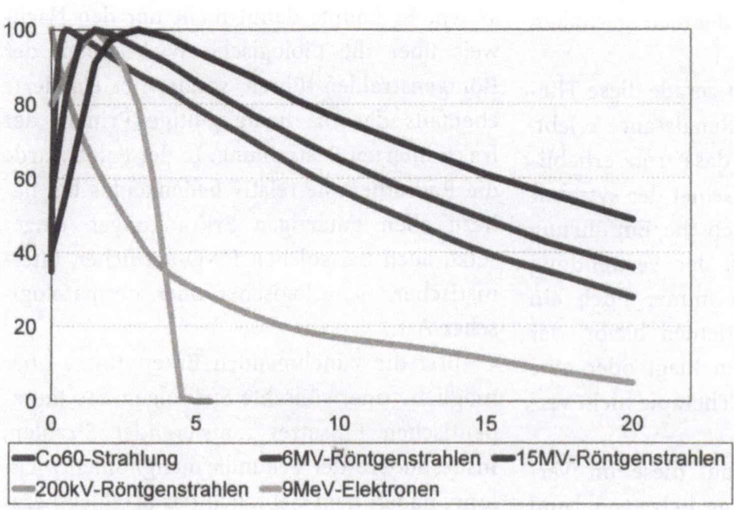

Abb. 8.1. Tiefendosiskurven verschiedener Strahlenarten, die bei der Strahlentherapie gutartiger Erkrankungen zu Einsatz kommen

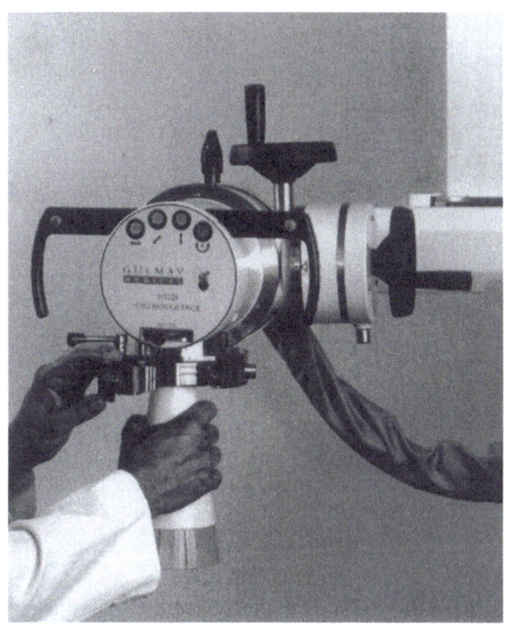

Abb. 8.2. Radiotherapie am Orthovolttherapiegerät

die geringeren baulichen Maßnahmen für den Strahlenschutz.

8.3.2 Cobalt-60-Teletherapie

Im Cobalt-60-Teletherapie rät (Abb. 8.3) wird die Gammastrahlung, die beim Zerfall des künstlichen radioaktiven Nuklids Cobalt 60 entsteht, therapeutisch genutzt.

Dabei besteht die Strahlenquelle aus einem mit Co-60-Pellets vollgepackten Zylinder von einer Länge von 2 bis 4 cm und einem Durchmesser von 1 bis 2 cm. Die Quelle befindet in einem Strahlerkopf aus Blei und abgereichertem Uran. Mittels eines Blendensystems aus Blei und Wolfram können die Felder kollimiert werden. Telekobaltgeräte waren die ersten Geräte, mit denen eine echte Megavolttherapie möglich war: Cobalt 60 zerfällt nämlich über zwei Energiestufen von 1,17 und 1,33 MeV. Dadurch war erstmalig auch eine sinnvolle Tiefentherapie möglich. Nachteilig ist der große Halbschatten aufgrund des großen Quellenfokus, der eine hohe Präzision der Bestrahlung nicht erlaubt. Auch der Tiefendosisverlauf ist im Vergleich zu den modernen Linearbeschleunigern nicht mehr befriedigend. Die Strahlentherapie in der Kopf-Hals-Region ist jedoch immer noch eine Domäne der Cobalt-60-Therapiegeräte.

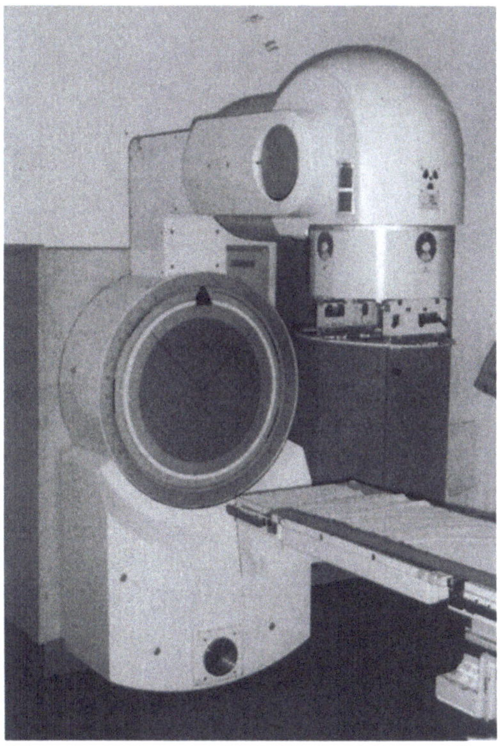

Abb. 8.3. Cobalt-60-Teletherapiegerät

8.3.3 Linearbeschleunigung

In der Medizin werden mittlerweile am häufigsten Elektronenbeschleuniger eingesetzt. Das sind heutzutage in aller Regel Linearbeschleuniger (Abb. 8.4).

Sie arbeiten mit hochenergetischen Elektronen, die von einem Glühdraht erzeugt und ausgesendet werden. Die so produzierten Elektronen werden in einem Hochvakuumrohr mit Hilfe von elektromagnetischen Wechselfeldern nahezu auf Lichtgeschwindigkeit be-

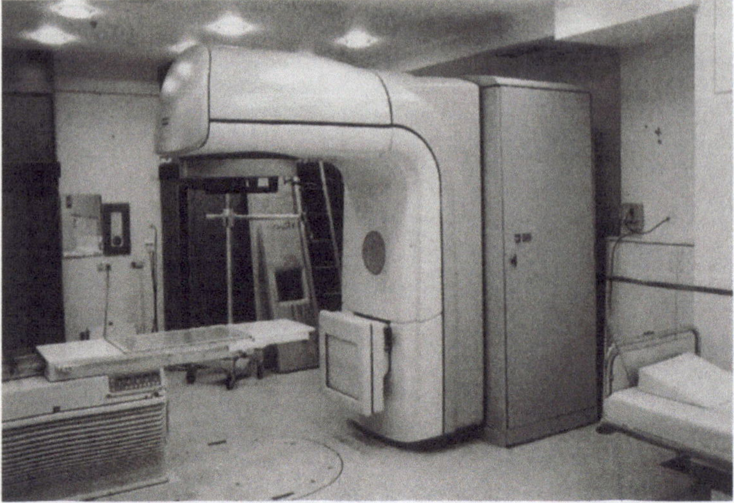

Abb. 8.4. Linearbeschleuniger

schleunigt. Am Ende der Beschleunigungsstrecke werden die Elektronen mit Hilfe eines starken Magneten in ihrer Bahn auf die gewünschte Richtung umgelenkt. Elektronen können auch direkt zur Therapie eingesetzt werden, indem man sie mit einer so genannten Streufolie über eine definierte Fläche verteilt.

Wichtig

Elektronen haben nur eine geringe durch ihre Energie definierte Eindringtiefe in den Körper und eignen sich daher sehr für oberflächlichere Bestrahlungen, bei denen die darunter liegenden Gewebe möglichst wenig belastet werden sollen.

Häufiger kommt jedoch die Photonenstrahlung des Beschleunigers zum Einsatz. Sie wird erzeugt, indem man die beschleunigten Elektronen auf ein wassergekühltes Metall-Target (meist aus Wolfram) treffen lässt. Die so erzeugte Bremsstrahlung (Röntgenstrahlung) hat als Grenzenergie die Maximalenergie der schnellen Elektronen. Diese Photonen können aufgrund ihrer physikalischen Eigenschaften – im Gegensatz zu Elektronen – tiefer in den Körper eindringen.

Wichtig

Je energiereicher die Photonenstrahlung ist, umso größer ist auch ihre Eindringtiefe.

Bei Photonenenergien von über 8 MeV wird die Tiefendosiskurve deutlich günstiger als die von Cobalt 60, so dass eine bessere Tiefentherapie möglich wird. Außerdem existiert am Beschleuniger wegen des sehr viel kleineren Fokusses so gut wie keinen Halbschatten, so dass eine deutlich höhere Präzision erreicht werden kann. Nachteilig bleiben die hohen Anschaffungs- und Betriebskosten sowie ein sehr hoher Aufwand für den Strahlenschutz.

8.3.4 Brachytherapie

Bei der Brachytherapie werden radioaktive Nuklide in präformierte Körperhöhlen oder mittels einer Spickung meist mit Hohlnadeln direkt in die Läsion eingebracht.

Die Brachytherapie erfolgt in Deutschland heutzutage weit überwiegend als HDR-Brachytherapie (High-Dose-Rate-Brachytherapie) mit Iridium 192 im Afterloadingverfahren. Der Dosisabfall im Gewebe ist sehr steil, so dass ei-

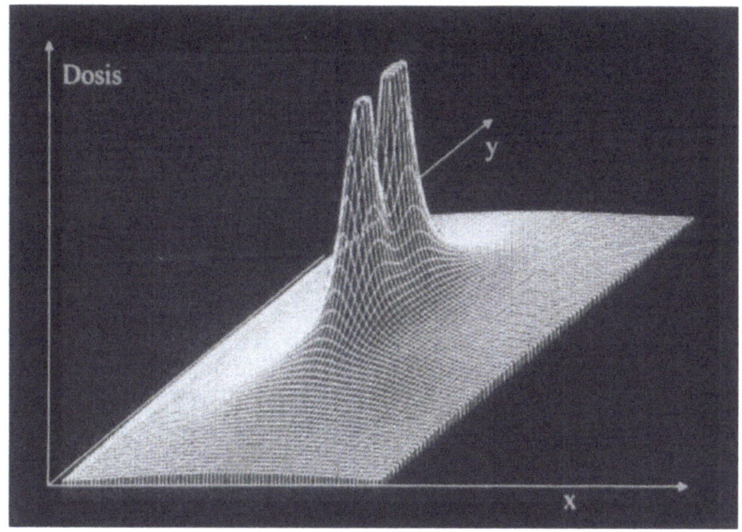

Abb. 8.5. Dosisverteilung bei der Brachytherapie mit Iridium 192

ner hohen Oberflächendosis, z. B. der Dosis im Tumor, eine gute Schonung des umliegenden Normalgewebes gegenüber steht (Abb. 8.5). Durch den geringen Durchmesser der Quelle ist auch eine Bestrahlung in anatomisch kleinräumigen Bereichen wie der Tuba auditiva (Eustachius-Röhre) möglich.

Insgesamt stellt die Strahlenbehandlung gutartiger Erkrankungen an den Radiotherapeuten kaum geringere Anforderungen als die Behandlung von Tumoren. Es gelten die gleichen Prinzipien für die interdisziplinäre Indikationsstellung und es ist ebenso eine sorgfältige Durchführung, eine vollständige Dokumentation der Bestrahlung nach Aufklärung und Einverständniserklärung und eine langfristige Qualitätssicherung und Ergebniskontrolle notwendig [82].

Um die Qualitätssicherung zu verbessern und die Akzeptanz der Strahlentherapie bei den Nachbardisziplinen zu erhöhen, wurden in jüngster Zeit Leitlinien für die Therapie erarbeitet [53]. Die Grundlage dazu bildete eine umfangreiche, deutschlandweite Bestandsaufnahme zur Strahlentherapie gutartiger Erkrankungen (Patterns of Care Study) [83]. Besondere Bedeutung kommt einer interdisziplinären Begutachtung und Indikationsstellung beim therapeutischen Einsatz ionisierender Strahlung zu – nicht nur bei malignen Tumorerkrankungen, sondern insbesondere auch bei gutartigen Erkrankungen.

Fazit

Im Rahmen der Qualitätssicherung sind alle Möglichkeiten des Strahlenschutzes anzuwenden. Es kommen folgende Maßnahmen in Betracht:

- Wahl der kleinsten wirksamen Einzel- und Gesamtdosis,
- Nutzung von mehreren Bestrahlungsfeldern bzw. der kleinsten wirksamen Feldgrößen für ein Zielvolumen,
- vom Körperstamm bzw. von strahlenempfindlichen Organen weg gerichtete Einstrahlrichtung des Nutzstrahlenbündels,
- Abschirmmaterial, z. B. individuelle bzw. standardisierte Bleiabsorber im Strahlenfeld ebenso wie Verwendung von

Bleikapsel (für die Keimzellen in Ovarien und Hoden), Bleikragen (im Halsbereich) oder Bleischürze (im Beckenbereich).

- Auch die Wahl des geeigneten Bestrahlungsgerätes und der Einsatz individueller Lagerungs- und Fixierungseinrichtungen sind hier wichtig.

8.4 Strahlenbiologische Grundlagen

Die Strahlentherapie gutartiger Erkrankungen fußt auf ganz unterschiedlichen Prinzipien: Einerseits kann die strahlenbiologische Wirkung der der Tumortherapie ähnlich sein und darauf beruhen, dass die entsprechenden pluripotenten Stammzellen reduziert werden. Andere Mechanismen scheinen bei der sogenannten Schmerzbestrahlung (»Röntgenreizbestrahlung«) eine Rolle zu spielen, z. B. beim schmerzhaften Fersensporn, der Epicondylitis humeri radialis (»Tennisellenbogen«), aber auch beim HWS-Syndrom oder bei der Kiefergelenksarthrose: Hier wird ein antiinflammatorischer und schmerzlindernder Effekt postuliert.

Wichtig

Die eigentliche Wirkung der Schmerzbestrahlung bei degenerativ-entzündlichen Skeletterkrankungen ist aber noch unklar.

Mehrere Erklärungsmodelle werden diskutiert: Verbesserung der Gewebeperfusion durch Einfluss auf das Gefäßendothel (Perfusionstheorie), Zelldestruktion im entzündlichen Exsudat mit Freisetzung von Zytokinen und Enzymen (zellulär-fermentative Theorie), Beeinflussung des vegetativen Nervensystems (neuroregulatorische Theorie), Änderung des Gewebe-pH (elektrochemische Theorie [68]).

Klinische Untersuchungen von Lindner und Freislederer sprechen für die elektrochemische Theorie [43]. Von Pannewitz konnte 1933 im Tiermodell zeigen, dass die eingetretenen morphologischen Veränderungen unter Radiotherapie irreversibel sind [58]. Tierexperimentelle Arbeiten an antigeninduzierter Arthritis bei Kaninchen wiesen nach 6 Gy antiinflammatorische Effekte nach [87]. Weitere Untersuchungen von Hildebrandt et al. belegen, dass vor allem molekulare Mechanismen und Entzündungsmediatoren wichtig sind [33, 34].

Wichtig

Wahrscheinlich ist jedoch nicht die Interaktion der ionisierenden Strahlung mit einem einzelnen Faktor, sondern vielmehr ein komplexes Zusammenspiel verschiedener Effekte verantwortlich.

8.5 Bestrahlungsindikationen

8.5.1 Adenoide Vegetationen

Die physiologische Hyperplasie des lymphatischen Gewebes im gesamten Rachen wurde in der ersten Hälfte des 20. Jahrhunderts in einigen Zentren einer Röntgentherapie unterzogen. So beschrieb Rossitto [71] seine Erfahrungen in dieser Indikation an 6500 Kindern, die er zwischen 1937 und 1957 behandelte. Er betont, die Bestrahlung allerdings erst nach Ausschöpfung aller üblichen Methoden, insbesondere der Adenotomie durchgeführt zu haben. Als Gesamtdosis legte er 1/10 bis 1/8 der Erythemdosis der Haut fest und sie wurde in 7 bis 10 Tagen Abstand in fünf bis sieben Einzeldosen fraktioniert. Nur in wenigen Fällen habe er eine zweite Bestrahlungsserie durchführen müssen. Die verblüffenden Resultate führt der Autor auf zwei Komponenten zurück. Zum einen sei es zu einer Eradikation der Infektion gekommen, zum anderen habe sich das eigentliche lymphoide Gewebe unter der Bestrahlung zurückgebildet.

Wichtig
Dieser Behandlungsansatz ist aus Sicht des HNO-Gebietes heute sicherlich nicht mehr haltbar. Die alleinige lymphoide Hyperplasie des Nasenrachens ist chirurgisch zu beseitigen.

Es wird in angloamerikanischen Publikationen der Gebrauch topischer Steroide diskutiert, die Strahlentherapie spielt auf Grund der Nutzen-Risiko-Abwägung, insbesondere wegen des Risikos der Sekundärmalignominduktion im Kindesalter, in dieser Indikation keine Rolle mehr.

8.5.2 Tonsillenhyperplasie

Mit der in den 40er-Jahren ebenfalls üblichen Bestrahlung der hyperplastischen Gaumentonsille setzte sich bereits 1948 ein Beitrag von Loebell [45] kritisch auseinander. Durch tierexperimentelle Untersuchungen glaubte der Autor belegen zu können, dass sich unter dem nach einer Radiotherapie gebildeten Narbengewebe Abszessherde ausbilden, die im Nachhinein zu wesentlich aufwendigeren Tonsillektomien geführt haben. Bereits 1960 gibt Biesalski [4] in seinem Standardwerk an, dass die Methode deshalb verlassen und nicht mehr empfehlenswert sei. Jedoch räumt er ein, dass der individuelle Versuch einer Röntgentherapie bei hämorrhagischen Grundleiden ebenso gerechtfertigt erscheint wie bei Patienten mit einer Gaumenspalte, die an rezidivierenden Anginen leiden. Als therapeutisch effektive Dosen werden jedoch erst Bereiche von 3×500 rad angegeben, die auch in den späten 50er Jahren für Kinder mit gutartigen Erkrankungen als nicht vertretbar erschienen.

Dieser Auffassung folgt auch die heute gängige Lehrmeinung. Standardtherapie bleibt die Tonsillektomie. Einzelne Autoren nutzen im Kindesalter neuerdings wieder die laserchirurgische Tonsillotomie, die nicht zu den für die Tonsillenkappung typischen Narbensträngen führen soll.

Wichtig
Auch ist der Einsatz der Radiotherapie aufgrund der damit verbundenen Risiken insbesondere im Kindesalter nicht mehr gerechtfertigt.

8.5.3 Funktionsstörungen der Tuba auditiva

Ein äußerst interessantes Anwendungsgebiet stellt die Tubenfunktionsstörung auch für Strahlentherapeuten dar, da es hier von otologischer Seite oftmals frustrierende Therapieversuche gibt.

Wichtig
Mazeron et al. publizierten 1990 eine neue Methode der intratubalen Brachytherapie [49]. Sie führte zu einer deutlichen Verbesserung der Ergebnisse der Tympanoplastiken nach Integration einer intratubalen Bestrahlung in der unmittelbaren postoperativen Phase.

Intraoperativ wurde die Tube von der Pauke aus mit einem 1,6 mm dicken Katheter sondiert, dessen blindes Ende der Pauke zugewandt war, das offene Ende wurde aus dem Nasenrachen über die kontralaterale Nasenhöhle nach außen geleitet. Am nächsten Tag wurde in diesen Katheter eine Iridium 192-Quelle gefahren, die auf einer Länge von 4,5 cm mit einem Durchmesser von 4 mm eine Dosis von 3 Gy abgab. Nach Beendigung dieser Bestrahlung wurde der Afterloadingkatheter problemlos entfernt. Von 62 Patienten konnten 56 über mehr als 20 Monate nachbeobachtet werden. Bei 86% aller Patienten, die zuvor an einer Tubenfunktionsstörung und einer operationspflichtigen Otitis media litten, bot sich zum Nachuntersuchungszeitpunkt ein guter otoskopischer Befund, die Hörsituation war bei 44% der Patienten verbessert, die Tympanometrie zeigte bei 70% der Patienten einen Normalbefund. Eine Schallleitungskomponente von weniger als 20 dB konnte bei immerhin 56% der Patienten registriert werden. In einem Vergleichskollektiv derselben Operateure bei gleichem Patientengut, jedoch ein Jahr vor Einführung der beschriebenen Methode, betrug die Quote der unbefriedigenden postoperativen Ergebnisse nach Tympanoplastiken noch 73%.

Die französische Strahlentherapie baut bei solchen modernen Konzepten auf eine lange Tradition. Bereits 1970 berichtet Bourdial [7] über seine 23-jährige Erfahrung mit 2500 Behandlungen einer intratubären Applikation radioaktiver Materialien. Auch im deutschsprachigen Raum fand in diesem Zeitraum eine lebhafte Diskussion zur Problematik statt [88, 20].

Obwohl sich in großen Nachbeobachtungskohorten keine erhöhten Malignominzidenzen auch 20 Jahre nach einer intratubaren Brachytherapie gezeigt haben [91, 44], hat sich das Verfahren nicht standardmäßig durchsetzen können.

Wichtig

Kritiker verweisen auf ein gewisses Risiko für die Entwicklung von Hirntumoren und die sich hieraus ergebenden medizinischen, juristischen und ökonomischen Konsequenzen, die bisher zu wenig beleuchtet worden seien [72].

8.5.4 Verschiedene Formen der Parotitis

Postoperative Parotitis

Die postoperative Parotitis ist ein Krankheitsbild, das man in der Vergangenheit in unmittelbarem zeitlichen Zusammenhang zu größeren abdominalchirurgischen Eingriffen häufiger beobachtet hat. Sie ist eine Sonderform der akuten Sialadenitis und wird auf eine Staphylokokkeninfektion unter verminderter Speichelproduktion in der postoperativen Phase zurückgeführt. Andererseits reagiert gerade diese Form oft sehr schlecht auf eine antibiotische Behandlung, so dass auch andere pathogenetische Mechanismen für die Entstehung vermutet werden [85]. Bereits 1965 berichtet Klein [40] über die Möglichkeiten einer Röntgentiefentherapie zur Behandlung der postoperativen Parotitis. Diese Ergebnisse konnten von mehreren Arbeitsgruppen über die nachfolgenden Jahre bestätigt werden [37,39], so dass trotz der zurückgehenden Inzidenz dieses Krankheitsbildes die Strahlentherapie zusammen mit Blockaden des Ganglium stellatum als Standardtherapie fachübergreifend angesehen wird [43].

Chronisch rezidivierende Parotitis

Bei der chronisch rezidivierenden Parotitis wird zwischen der Verlaufsform im Erwachsenen- und im Kindesalter unterschieden. Allgemein ist die Krankheit durch eine immer wieder auftretende Anschwellung des Drüsengewebes charakterisiert, die mit einer Hyposalivation verbunden ist. Hierdurch wird der bakterielle Entzündungsprozess weiter unterhalten.

Die chronisch rezidivierende Parotitis des Kindesalters grenzt sich in Prognose und Behandlung deutlich von der Erwachsenenform ab.

Wichtig

Da sie in der Pubertät meist spontan abheilt, sollte auf einschneidende Therapieformen wie eine Strahlentherapie verzichtet werden [29].

Anders ist das Vorgehen im Erwachsenenalter: Glasenapp et al. [26] empfehlen bei Patienten mit einer chronisch-rezidivierenden Parotitis die Anwendung einer Oberflächendosis von 600 rad. Sie sahen bei dieser Dosis eine deutliche Linderung der Symptomatik, auch wenn sie szintigrafisch keine Reduktion des Speicheldrüsengewebes nachweisen konnten. Ein Problem sehen die Autoren in der zeitlich nur kurzen symptomatischen Linderung.

Akute bakterielle Parotitis

Die akute bakterielle Parotitis ist unter heutigen Bedingungen sicherlich die Domäne der antibiotischen Therapie. Nicht unerwähnt soll bleiben, dass vor Verbreitung der Antibiotika und unter anderen materiellen Bedingungen auch hier die Röntgentherapie beachtliche Erfolge zeigte [76]. Noch heute kann bei einer antibiotikaresistenten akuten Parotitis des geriatrischen multimorbiden Patienten die niedrig dosierte Strahlentherapie gute Dienste leisten.

> **Fazit**
>
> Die chronisch rezidivierende Parotitis sowie definierte Sonderfälle der akuten Parotitis sind bis heute gute Indikationen zur Strahlentherapie. Die Zahl der durchschnittlich pro Jahr in Deutschland bestrahlten Patienten beträgt allerdings nur etwa 25 mit dieser Indikation [80].

8.5.3 Andere Erkrankungen der Speicheldrüsen

Hypersalivation

Robinson et al. [70] beschrieben 1989 den Einsatz einer niedrig dosierten Strahlentherapie zur Behandlung einer Hypersalivation aus neurologischen Ursachen. Sie sehen darin eine Alternative zu den oft frustrierenden Langzeitmedikationen, die einer sehr hohen Compliance des Patienten bedürfen [6].

Postoperative Fisteln

Auch zur Behandlung von traumatisch bedingten postoperativen Fisteln wird ein kombiniert chirurgisch-radiotherapeutisches Behandlungsmanagement von einigen Arbeitsgruppen diskutiert [17, 73]. Obwohl sich diese Indikationen international bisher nicht durchgesetzt hat, ist sie als alternativer Ansatz zu berücksichtigen, wobei uns eine Eingrenzung auf spezielle Patienten- und Altersgruppen sinnvoll erscheint.

HIV-assoziierte Schwellung der Glandula Parotis

Als eine Sonderform der benignen lymphoepithelialen Hypertrophie der Speicheldrüsen wird die HIV-assoziierte Schwellung der Glandula parotis angesehen. Da es sich hierbei meist um ein zystisches Geschehen handelt, wurde zunächst die einfache Punktion gegebenenfalls mit Instillation von Tetrazyklin als Behandlungsmöglichkeit postuliert. Die Rezidivquote war allerdings hoch und die Patientenzufriedenheit gering. Nach Beitler [1, 2] ist auch eine systemische antiretrovirale Therapie nur begrenzt gegenüber der HIV-assoziierten lymphoepithelialen Hypertrophie wirksam, so dass von dessen Arbeitsgruppe die strahlentherapeutische Option international in die Diskussion gebracht wurde. Während die Autoren in ihren ersten Arbeiten eine Gesamtdosis von 8–10 Gy propagierten und damit ähnlich wie Goldstein et al. [28] nur kurzfristige Verbesserungen erreichten, modifizierten sie 1998 ihr Fraktionierungsschema und erreichen mit 5×1,5 Gy pro Woche und einer Gesamtdosis von 24 Gy eine Ansprechensrate von 70% CR. Bei einer mittleren Nachbeobachtung von 24 Monaten gewährleistet eine dauerhafte Symptomkontrolle eine gesicherte klinische Datenlage. Die Nebenwirkungen dieses Behandlungsansatzes waren moderat. Zwei der 20 Patienten wiesen zum Nachuntersuchungszeitpunkt eine milde Xerostomie auf.

Aktinomykose der Speicheldrüsen

Eine eher historische Indikation soll bei diesem Überblick zu Erkrankungen der Speicheldrüsen nicht unerwähnt bleiben, da sie sich in der ersten Hälfte des 20. Jahrhunderts einer relativ großen Beliebtheit erfreute. In der vorantibiotischen Ära wurde die Aktinomykose der Speicheldrüsen in der Regel mit Dosen von 8–14×2 Gy bestrahlt [57]. Die hohe Radiosensitivität der Actinomyces-Spezies führte zu überzeugenden Behandlungsergebnissen, so dass von manchem Autor die Bestrahlung als Methode der Wahl angesehen wurde [50, 51]. Allerdings erbrachten niedrigere Dosen – wie sonst bei gutartigen Erkrankungen eher üblich – keinen Behandlungserfolg.

> **Fazit**
>
> Im Bereich der benignen Erkrankungen der Speicheldrüsen, die zu einer erheblichen Einschränkung des Patienten aufgrund von Hypersalivation und Schmerzen führen können, hat die Strahlentherapie auch heute noch ihre Bedeutung. Allerdings ist das zu behandelnde Patientenkollektiv nicht sehr groß. Eine interessante Indikation ist die Behandlung der HIV-assoziierten lymphoepithelialen Speicheldrüsenschwellung, so dass hier in den nächsten Jahren sicherlich noch mit Zuwächsen zu rechnen ist.

8.5.6 Epistaxis

Hereditäre hämorrhagische Teleangiektasie

Die hereditäre hämorrhagische Teleangiektasie ist eine autosomal-dominant vererbte Erkrankung, die die Blutgefäße der Haut, der Schleimhautmembranen und des Bindegewebes betrifft. Der HNO-Arzt wird am häufigsten mit dem Krankheitsbild konfrontiert, da 93% der Patienten im Rahmen einer Osler-Rendu-Weber-Krankheit eine Epistaxis als Erstsymptom bemerken [60]. Neben den verschiedensten anderen lokalen Therapieversuchen wird auch seit Ende der 40er-Jahre versucht, das endonasale Lokalgeschehen bei der Osler-Rendu-Weber-Krankheit durch eine Strahlentherapie zu bessern. So berichten Maylin et al. von 17 Patienten, die zwischen 1949 und 1960 mit Radium bestrahlt wurden, von 1960 bis 1973 folgten weitere 45 Patienten, die mit Iridium 192 behandelt wurden. Im Mittel trat bei den Patienten eine Stabilisierung der Verhältnisse über 13,2 Monate in der ersten Gruppe ein, in der zweiten Gruppe gaben die Autoren einen Stabilisierungszeitraum von 20,4 Monaten an. Positive Langzeitergebnisse werden nach fünf Jahren lediglich von einem Drittel der behandelten Patienten konstatiert [48].

> **Wichtig**
>
> Auch wenn in der neueren Literatur moderne Techniken und Dosisschemata im Rahmen der HDR-Brachytherapie detailliert beschrieben werden [64, 90], muss man sich in Anbetracht der sehr langen Erfahrung verschiedener Arbeitsgruppen der Meinung anschließen, dass die Strahlentherapie der Osler-Rendu-Weber-Krankheit nur einen palliativen Behandlungsansatz darstellt, der erst nach Ausschöpfung aller herkömmlichen Therapieansätze in Betracht gezogen werden sollte [21, 63].

Senile Epistaxis

Einer vollkommen anderen Zielgruppe mit Epistaxis widmeten sich Fröhlich und Schaal [24], die in den 70er Jahren 80 geriatrische Patienten mit Nasenbluten unter dem Begriff der senilen Epistaxis einer Strahlentherapie unterzogen. Sie verwendeten Einzeldosen von 3 Gy, die zweimal wöchentlich bis zu einer Gesamtdosis von 21 Gy appliziert wurden. Bei 62 von 80 Patienten (77%) beobachteten die Autoren kein weiteres Nasenbluten, bei weiteren 15 Patienten wurde eine nochmalige kurzzeitige Epistaxis registriert.

> **Wichtig**
> Lediglich 3 Patienten erwiesen sich als therapieresistent und mussten operativ versorgt werden.

Obwohl diese Behandlungsform bereits 1952 von Lederer begonnen wurde, hat sie bis heute trotz der eindrucksvollen Ergebnisse keine Verbreitung gefunden.

> **Fazit**
>
> Die Strahlentherapie der Epistaxis stellt in jedem Falle keine Standardbehandlung dieser Erkrankung dar. Doch zumindest sollte sie in Anbetracht der teilweise sehr guten Ergebnisse in jedem Falle bei Versagen der konventionellen Therapiemaßnahmen in Erwägung gezogen werden. Die geringe Verbreitung der Strahlentherapie insbesondere bei der senilen Epistaxis mag auch daran liegen, dass man sich scheut, ionisierende Strahlung bei einer vergleichsweise harmlosen Erkrankung in Betracht zu ziehen.

8.5.7 Trigeminusneuralgie

Idiopathische Trigeminusneuralgie

Die klassischen Behandlungssäulen der idiopathischen Trigeminusneuralgie stellen die Pharmakotherapie mit Carbamazepin oder Phenytoin sowie operative Verfahren dar. Dabei kann die mikrovaskuläre Dekompression nach Janetta als Operation der Wahl gelten, die nicht nur bei der idiopathischen Trigeminusneuralgie sondern auch bei neuralgiformen Beschwerden im Rahmen einer Multiple Sklerose angewendet werden kann. Zehn Jahre nach dem Eingriff sind 70% der Patienten beschwerdefrei. Als operative Alternativmethode kommt die Elektrokoagulation in Betracht, die jedoch bei einem Fünftel der Patienten mit einer Anaesthesia dolorosa einhergeht [3].

Eine radiochirurgische Behandlung der Trigeminusneuralgie wurde 1951 erstmals von Leksell am Cavum Meckeli durchgeführt [41]. Die radiochirurgische Therapie geschieht in der Regel mit einem Gamma-knife und dessen mehr als 200 fokussierten Kobaltquellen. Aber auch der Gebrauch speziell modifizierter Linearbeschleuniger wird neuerdings diskutiert.

In der modernen Literatur werden zwei mögliche Zielgebiete für radiochirurgische Maßnahmen in der Therapie der idiopathischen Trigeminusneuralgie diskutiert:

> **Wichtig**
> Während in den USA nahezu ausschließlich eine Bestrahlung der »root entry zone« am Hirnstamm empfohlen wird, wird in Europa der V. Hirnnerv retroganglionär, unmittelbar vor Eintritt in das Cavum Meckeli bestrahlt.

Mit Hilfe eines 4-mm-Kollimators wird ein Isozentrum mit einer maximalen Dosis von 80–90 Gy auf den Nerv appliziert [35].

Der Erfolg einer solchen radiochirurgischen Behandlung stellt sich bei der idiopathischen Trigeminusneuralgie manchmal bereits nach 24 Stunden ein, im Mittel bemerkt der Patient eine Symptombesserung nach 1–4 Monaten. Eine Metaanalyse der Literatur ergab eine Erfolgsquote von 77–96%. In 4–13% der Fälle tritt eine sekundäre Verschlechterung binnen eines Jahres auf. Als Nebenwirkung wurde lediglich eine homolaterale Gefühlsstörung bei bis zu 16% der Patienten im Versorgungsbereich des N. trigeminus berichtet. Die Prognose ist schlechter bei atypischen Beschwerden, vorangegangenen chirurgischen Eingriffen, Sensibilitätsstörungen im Trigeminusversorgungsgebiet sowie einer bestehenden Multiple Sklerose [47, 54].

Sekundäre Trigeminusneuralgie

Ebenfalls bedeutsam ist der Einsatz der **stereotaktischen Strahlentherapie** für die **sekundären Trigeminusneuralgien**, die auf intrakranielle Tumoren zurückgehen. Hier stellt die Radiochirurgie eine mögliche Therapievariante der zweiten Reihe dar, wenn eine Tumorchirurgie nicht vertretbar sein sollte [12, 67].

Die Anwendung strahlentherapeutischer Maßnahmen hat in der Behandlung der Trigeminusneuralgie eine noch weit längere Tradition. Bereits vor 102 Jahren beschrieb Stembo die Röntgentiefentherapie von 28 Patienten. Von diesen 28 behandelten Patienten seien 21 danach beschwerdefrei gewesen, bei weiteren vier Patienten habe sich die Symptomatik gebessert. In ihrer jüngsten Mitteilung konnten Glatzel et al. [27] bei 81% der Patienten ein Therapieansprechen berichten. Die von diesen Autoren zusammengestellte Literaturanalyse bestätigt bei 631 Patienten eine anschließende Beschwerdefreiheit von 33% und eine Symptomlinderung bei weiteren 41%. Trotz dieser positiven Resultate wurde die Röntgentiefentherapie weitestgehend zu Gunsten der stereotaktischen Bestrahlung verlassen. Sie etabliert sich erst langsam als Alternative zu den medikamentösen und neurochirurgischen Behandlungsmaßnahmen.

8.5.8 Strahlentherapie zur Ossifikationsprophylaxe im Bereich des Kiefergelenkes

Der Einsatz der Strahlentherapie zur **Ossifikationsprophylaxe** hat sich an verschiedenen Gelenken oder als Folge von Polytraumen bewährt. Am häufigsten ist sicherlich der Einsatz der Strahlentherapie zur Prophylaxe heterotoper Ossifikationen im Bereich des Hüftgelenkes nach TEP-Implantation.

! Wichtig

Nach einer Hüftoperation mit TEP-Implantation oder anderen Traumata im Bereich des Hüftgelenkes und der damit verbundenen erheblichen Traumatisierung und Einblutung in das umliegende Gewebe hat man in bis zu 80% der Fälle periartikuläre Verknöcherungen (sog. heterotope Ossifikationen) beobachtet, die teilweise zu deutlichen funktionellen Einschränkungen führen können [56].

Die Ursachen sind weitgehend ungeklärt. Man nimmt jedoch an, dass die Verbreitung von Knochenmark und -mehl oder von pluripotenten Mesenchymzellen, die durch das Trauma zur Osteoidbildung angeregt werden, eine entscheidende Rolle spielt. Diese pluripotenten mesenchymalen Stammzellen weisen eine ausreichende Strahlensensibilität gegenüber relativ geringen Strahlendosen auf [19]. Daher hat sich eine Strahlentherapie als Ossifikationsprophylaxe bewährt. Zur Anwendung kommen entweder Einzeitdosen von 7 Gy oder fraktionierte Bestrahlungen mit 10 bis 12 Gy unter Megavoltbedingungen im Bereich der operierten Hüfte. Diese Dosen scheinen in ihrer Wirksamkeit gleichwertig zu sein [84].

Wichtig

Das Risiko einer heterotopen Ossifikation lässt sich jedenfalls mit Hilfe einer prophylaktischen Strahlentherapie von etwa 50% je nach Ausprägung der Verkalkungen und Risikofaktoren auf nahezu 10% senken.

Interessanterweise kommt es dabei nicht so sehr darauf an, ob die Bestrahlung präoperativ oder postoperativ vorgenommen wird. Dies hat sich in randomisierten Studien als gleichwertig erwiesen [38, 79].

Wichtig

Dabei sollte die postoperative Strahlentherapie möglichst bis 48 Stunden nach der Operation beginnen, in dem Zeitraum, in dem die pluripotenten mesenchymalen Stammzellen am stärksten stimuliert sind und ihre höchste Teilungsaktivität entwickeln.

Die präoperative Bestrahlung sollte innerhalb von 24 Stunden vor der Bestrahlung appliziert werden.

Strahlenbiologische Ursache für die Wirksamkeit der Strahlentherapie als Ossifikationsprophylaxe ist wahrscheinlich die Reduzierung und Hemmung der strahlenempfindlichen pluripotenten mesenchymalen Stammzellen durch die ionisierende Strahlung und damit auch eine wirkungsvolle Inhibierung der Osteoidbildung.

Auch im Bereich des Kiefergelenkes und des Os zygomaticum werden zuweilen nach Operation oder Trauma ähnliche Verkalkungen beobachtet [30]. Diese Patienten benötigen nicht selten eine erneute Operation, wenn Bewegungseinschränkungen vorliegen [13]. Dann jedoch besteht ein nicht unerhebliches Risiko erneuter Ausbildung heterotoper Ossifikationen, wobei in diesem Bereich keine genauen Erkenntnisse über die Inzidenz dieser Veränderungen vorliegen [10]. Ein erster Bericht über den erfolgreichen Einsatz der Strahlentherapie bei Verkalkungen im Bereich des Kiefergelenkes stammt von Schwartz und Kagan aus dem Jahre 1979 [77]. Sie beschrieben den Fall eines 51-jährigen Patienten, der eine ausgedehnte Formation heterotoper Ossifikationen im Bereich des linken Kiefergelenkes hatte, die eine knöcherne zygomatikokoronoide Ankylose verursachte. Er erhielt eine fraktionierte postoperative Strahlentherapie mit 20 Gy und hatte bei einer Nachbeobachtung 19 Monate später immer noch eine exzellente Unterkieferfunktion. Eine größere Studie mit 10 Patienten und insgesamt 15 Gelenken publizierten Durr et al. [18]. Die Patienten erhielten 10 Gy als fraktionierte postoperative Bestrahlung. Auf diese Weise konnte in 69% der Gelenke eine erneute Bildung von heterotopen Ossifikationen verhindert werden. 87% hatten eine Verbesserung der Turlington-Durr-Scores, verglichen mit den Ausgangswerten. Eine weitere kleine Studie zu diesem Thema kommt von Reid und Cooke [69]. Sie bestrahlten 14 Patienten postoperativ, fraktioniert (5×2 Gy/Woche) mit 10 bis 20 Gy, hielten aber eine Dosis von 10 Gy für ausreichend. Sie fanden bei 93% der Patienten eine verringerte erneute Ossifikation und bei keinem Patienten trat eine Ankylose auf.

Fazit

Auch wenn für diese Indikation nur eine geringe Fallzahl publiziert ist, erscheint die Strahlentherapie auch zur Vermeidung heterotoper Ossifikationen im Kieferbereich eine wirksame und sichere Prozedur zu sein.

8.5.9 Schmerzbestrahlung im Bereich der HWS

Eine der wichtigsten Domänen der Strahlentherapie gutartiger Erkrankungen ist die sogenannte Schmerzbestrahlung oder Röntgenreizbestrahlung bei degenerativen oder entzündlichen Skeletterkrankungen. Die wichtigsten Indikationen sind dabei sicher die schmerzhaften, chronisch-entzündlichen Erkrankungen des peripheren Skelettes, namentlich die Periarthropathia humeroscapularis (»schmerzhafte Schultersteife«), die Epicondylitis humeri radialis (»Tennisellenbogen«) und der schmerzhafte Fersensporn (Calcaneodynie).

Wichtig

Im Bereich der Wirbelsäule ist man seit den Erfahrungen bei der Schmerzbestrahlung der Bechterew-Strümpell-Marie-Krankheit, bei der eine geringfügig erhöhte Rate an Leukämien und Sekundärneoplasien auftrat [92], mittlerweile zurückhaltender.

Eine eigene randomisierte Studie zur Schmerzbestrahlung bei chronischen Rückenschmerzen im Bereich der LWS konnte bei allerdings kleiner Patientenzahl (n = 31) keine Überlegenheit einer Standardstrahlentherapie mit 5 Gy gegenüber einer niedrigstdosierten Bestrahlung von 0,5 Gy zeigen [31].

Im Bereich der Halswirbelsäule, bei der sogenannten Osteochondrosis cervicalis, wurde vor allem in älteren Serien die Strahlentherapie gern und mit Erfolg angewendet [59], neuere Untersuchungen zu diesem Thema finden sich in der Literatur allerdings nicht. Die Bestrahlung erfolgt entweder über ein direktes Stehfeld oder über seitlich opponierende Felder.

Wichtig

Zur Dosierung empfiehlt Dalicho [14] eine Bestrahlung mit sechs- bis achtmal 1 Gy in wöchentlichen Abständen. Aber auch die anderen Dosierungsschemata, die bei der Strahlentherapie degenerativer Skeletterkrankungen zum Einsatz kommen, namentlich Gesamtdosen von 3 bis 6 Gy mit Einzeldosen von 0,5 bis 1 Gy zwei- bis dreimal pro Woche, wurden verwendet. Die Ergebnisse, die sich bei diesem lang dauernden, chronifizierenden Krankheitsbild mittels Strahlentherapie erzielen lassen, sind durchaus positiv zu bewerten. In einer Literaturübersicht, die von Pannewitz 1970 zusammenstellte [18], zeigte er in 10 Studien mit 2378 Patienten [69, 9, 11, 22, 25, 32, 46, 52, 62] eine Besserung der Beschwerden in 83% der Fälle mit einer kompletten Beseitigung des Schmerzes in immerhin 25%. In der gleichen Arbeit [18] stellte er die Ergebnisse der Strahlentherapie den »konventionellen« Therapieverfahren gegenüber und fand dabei erheblich bessere Ergebnisse [61]. Dabei muss allerdings berücksichtigt werden, dass die damals angewandten Therapien sicher nicht mehr dem heutigen Stand der Medizin entsprechen. Trotzdem verbleibt auch heute, trotz aller Fortschritte insbesondere auf pharmakologischem und operativem Gebiet, eine große Anzahl von Patienten, die trotz anhaltender und adäquater Therapie weiterhin an erheblichen Schmerzen im Bereich der Halswirbelsäule leidet [66, 89].

Trotz der sicherlich großen Erfolge der Strahlentherapie bei dieser Indikation wird die Schmerzbestrahlung heutzutage zunehmend weniger durchgeführt. Dazu hat insbesondere das Risiko der Entstehung von radiogenen Sekundärmalignomen und hämatologischen Neoplasien beigetragen, wie sie besonders bei der Bestrahlung von größeren Knochenmarksabschnitten zu befürchten sind.

Wichtig

Insbesondere ist die vermehrte Entstehung von Schilddrüsenkarzinomen [16] als auch von Leukämien [36, 15] beschrieben.

Allerdings sind die beobachteten Inzidenzen geringer als die berechneten und erwarteten, außerdem nimmt das Risiko mit zunehmendem Lebensalter ab. Dennoch sollte bei der Aufklärung vor der Durchführung einer solchen Strahlentherapie neben dem üblichen

Hinweis auf das mögliche (wenn auch geringe) Risiko der Malignominduktion ausdrücklich auf diese insgesamt etwas erhöhten Risiken bei der Strahlentherapie im (Hals-)Wirbelsäulenbereich hingewiesen werden. Nach einer ausführlichen Risikoaufklärung kann bei therapierefraktären Schmerzen im Bereich der HWS durchaus eine Schmerzbestrahlung in Erwägung gezogen werden, wenn die konventionelle Therapie versagt hat.

8.5.10 Weitere Indikationen

Wichtig

Die **Papillomatosis laryngis adolescens** wurde in der ersten Hälfte des 20. Jahrhunderts in den Lehrbüchern als Indikation für eine Strahlentherapie angeführt. Heute ist sie als Indikation verlassen.

Als Mittel der Wahl gelten die chirurgische Abtragung sowie immunologische Therapieansätze.

Wichtig

Auch für das **juvenile Nasenrachenfibrom** wurde in der Vergangenheit gelegentlich die Bestrahlung als Grundbehandlung angedacht. Sie konnte sich jedoch nicht durchsetzen und ist heute nur bei progredient destruierendem Verlauf in der Diskussion, sofern alle chirurgischen Maßnahmen ausgeschöpft sind.

Eine weitere Indikation, die in Anbetracht der möglichen Risiken und eines ungeklärten Wirkungsmechanismus verlassen wurde, ist die Radiotherapie der so genannten **Rhinitis allergica**, auch **vasomotorica** genannt.

Hier erfolgte meist eine direkte Bestrahlung mit Dosen zwischen 0,5 Gy und 1,0 mehrfach im Abstand von einer Woche mittels konventioneller Röntgenstrahlung. Andere Autoren bestrahlten zusätzlich noch die Nasennebenhöhlen und Teile des Ohres [8, 55].

Von allen Autoren werden günstige Ergebnisse bei der Strahlentherapie bei dieser Indikation mitgeteilt [74]. Lequerrière [42] und Pokorny [65] sahen in allen Fällen einen Erfolg der Radiotherapie. Schreus bestrahlte insgesamt 48 Patienten und führte Nachuntersuchungen durch [75]: Unter 35 auswertbaren Patienten fand er 6 vorläufige Heilungen, 9 gute bis sehr gute und 7 mäßige Erfolge. Bei 13 Patienten bleib die Bestrahlung erfolglos, in einem Fall trat eine Verschlechterung auf. Bistolfi berichtete ebenfalls von guten Ergebnisse mit 62% Heilungen bei den von ihm bestrahlten Patienten [5]. Aus heutiger Sicht erscheint diese Indikation insbesondere in Anbetracht der medikamentösen Therapiealternativen und des fehlenden strahlenbiologischen Erklärungsansatzes nicht mehr angezeigt.

8.6 Zusammenfassung

Die Strahlentherapie hat auch heutzutage bei bestimmten gutartigen Erkrankungen des Kopf-Hals-Bereiches einen hohen Stellenwert. Allerdings sollten insbesondere bei jüngeren Patienten die potentiellen Risiken gegenüber dem zu erwartenden Nutzen abgewogen werden. Bei verschiedenen Indikationen, in denen die Strahlentherapie keinen hohen Stellenwert hat, sollte an die Strahlentherapie als Therapiealternative bei Versagen der konventionellen Therapie gedacht werden.

Literatur

1. Beitler JJ, Vikram B, Silver CE, Rubin JS, Bello JA, Mitnick RJ, Gejerman G, Davis LW (1995) Low-dose radiotherapy for multicystic benign lymphoepithelial lesions of the parotid gland in HIV-positive patients: long-term results. Head Neck 17: 31–35
2. Beitler JJ, Smith RV, Brook A, Edelman M, Sharma A, Serrano M, Silver GE, Davis LW (1999) Benign parotid hypertrophy on +HIV patients: limited late failures after external radiation. Int J Radiat Oncol Biol Phys 45: 451–455

3. Berlit P (2001) Trigeminusneuralgie: aktueller Wissensstand aus der Sicht des Neurologen. In: Seegenschmiedt MH, Makoski HB (Hrsg) Radiotherapie bei gutartigen Erkrankungen. 15. Kolloquium Radioonkologie/Strahlentherapie. Diplodocus, Altenberge, S 133–135
4. Biesalski P (1960) Die Hals-Nasen-Ohren-Krankheiten im Kindesalter. Thieme, Stuttgart, S 92–95
5. Bistolfi P, Ciurlo L (1952) Contributo allo studio della terapia roentgen nelle riniti vasomotorie, spastiche e inflammatorie chroniche. Acta Otorhinolaryngol ital 19: 335–348
6. Borg M, Hirst F (1998) The role of radiation therapy in the management of sialorrhea. Int J Radiat Oncol Biol Phys 41: 1113–1119
7. Bourdial J (1970) Betatherapy of tubal swelling. 2,500 applications. 23 year follow-up. Revue Therapeutique 46: 515–526
8. Breitländer K (1947) Zur Behandlung der Rhinitis vasomotorica, des Heuschnupfens und Pollenasthmas durch Röntgentherapie. Gesundheitwesen 4: 497–498
9. Brinck B (1944) Roentgen irradiation of cervical sympathetic in therapy of brachialga. Ugeskr Laeg 106: 147
10. Brown JB, Peterson L, Cannon B, Lischer C (1946) Ankylosing of the coronoid process of the mandible (and associated scar limitation of jaw function). Plast Reconstr Surg 1: 277–283
11. Bugyi B (1956) Praktische Erfahrungen bei der strahlentherapeutischen Behandlung der Spondylarthrose. Strahlentherapie 90: 640–642
12. Chang JW, Chang JH et al. (2000) Gamma knife radiosurgery for idiopathic and secondary trigeminal neuralgia. J Neurosurg [Suppl 3] 93: 155–158
13. Converse JM (1979) Surgical release of bilateral, intractable, temporomandibular ankylosis. Plast Reconstr Surg 64: 404–407
14. Dalicho WA (1956) Zervikale Osteochondrose und Röntgentherapie. Strahlentherapie 100: 567–573
15. Damber L, Larsson LG, Johansson L, Norin T (1995) A cohort study with regard to the risk of haematological malignancies in patients treated with x-rays for benign lesions in the locomotor system. I. Epidemiological analyses. Acta Oncol 34: 713–719
16. Damber L, Johansson L, Johansson R, Larsson LG (2002) Thyroid cancer after X-ray treatment of benign disorders of the cervical spine in adults. Acta Oncol 41: 25–28
17. Drescher W, Unger E, Schumann E, Wilke J (1984) Radiotherapy of traumatic salivary gland fistulas. Radiobiol Radiother (Berl) 25: 393–395
18. Durr ED, Turlington EG, Foote RL (1993) Radiation treatment of heterotopic bone formation in the temporomandibular joint articulation. Int J Radiat Oncol Biol Phys 27: 863–869
19. Esenwein SA, Sell S, Herr G, et al. (2000) Effects of single-dose versus fractionated irradiation on the suppression of heterotopic bone formation – an animal model-based follow-up study in rats. Arch Orthop Trauma Surg 120: 575–581
20. Flach M (1966) Intratubal irradiation in functional disorders of the eustachian tube. Gesundheitswesen 12: 897–906
21. Fleury P, Sauvage JP, Beutter P, Maylin C (1976) Current treatment of Rendu-Osler disease, excluding radiation. Ann Otolaryngol Chir Cervicofac 93: 79–93
22. Forsberg R (1939) Die cervicalen Spondylosen, ihr klinisches Bild und ihre Behandlung. Acta psychiatr 14: 325–333
23. Freund L (1897) Ein mit Roentgen-Strahlen behandelter Fall (von Nevus pigmentosus piliferus). Wien Med Wochenschr 47: 856–857
24. Fröhlich D, Schaal G (1982) Radiation therapy at senile epistaxis. Radiobiol Radiother (Berl) 23: 231–237
25. Ghys R (1958) La radiothérapie des affections chroniques rhumatismales. J Belge Radiol 41: 475–525
26. Glasenapp GB, Kessler L, Schmidt W, Otto HJ (1970) Zur Behandlung der chronisch-rezidivierenden Parotitis mit Röntgenbestrahlung unter szintigraphischer Kontrolle. Z Laryng Rhinol 48: 520
27. Glatzel M, Fröhlich D, Bäsecke S, Krauß A (2001, Sonderheft 1) Langzeiteffekte der Röntgentiefentherapie der Trigeminusneuralgie. Strahlenther Onkol 177: 175
28. Goldstein J, Rubin J, Silver C, Meritz K, C Chao, Ting J, Davis L (1992) Radiation therapy as a treatment for benign lymphoepithelial parotid cysts in patients infected with human immunodeificiency virus-1. Int J Radiat Oncol Biol Phys 23: 1045–1050
29. Grevers G (1992) Chronic recurrent parotitis in childhood. Laryngorhinootol 71: 649–652
30. Gridly MS (1954) Abnormal bony connections between the skull and the mandible. Oral Surg Oral Med Oral Pathol Oral Radiol Endod 7: 954–959
31. Hackenberg L, Schäfer U, Micke O, Liljenqvist U (2001) Die Schmerzbestrahlung des chronischen, degenerativen Lumbalsyndroms – Ergebnisse einer prospektiven randomisierten Studie. Z Orthop Ihre Grenzgeb 139: 294–297
32. Hess P (1956) Die Röntgenbestrahlung der vertebralen Cervicalsyndrome. Strahlentherapie 100: 422–427
33. Hildebrandt G, Seed MP, Freemantle CN, Alam CA, Colville-Nash PR, Trott KR (1998) Mechanisms of the anti-inflammatory activity of low-dose radiation therapy. Int J Radiat Biol 74: 367–378
34. Hildebrandt G, Jahns J, Hindemith M, Spranger S, Sack U, Kinne RW, Madaj-Sterba P, Wolf U, Kamprad F (2000) Effects of low dose radiation therapy on adjuvant induced arthritis in rats. Int J Radiat Biol 76: 1143–1153

35. Horstmann GA, van Eck ATCJ (2001) Stereotaktische Strahlentherapie bei Trigeminusneuralgie und fokaler Epilepsie am Gammaknife. In: Seegenschmiedt MH, Makoski HB (Hrsg) Radiotherapie bei gutartigen Erkrankungen. 15. Kolloquium Radioonkologie/Strahlentherapie. Diplodocus, Altenberge, S 145–148
36. Johansson L, Larsson LG, Damber L (1995) A cohort study with regard to the risk of haematological malignancies in patients treated with x-rays for benign lesions in the locomotor system. II. Estimation of absorbed dose in the red bone marrow. Acta Oncol 34: 721–726
37. Keller HL, Jawdat M, Nuchowich M (1968) Radiotherapy of postoperative parotitis. MMW 110: 1271–1274
38. Kienapfel H, Koller M, Wust A, et al. (1999) Prevention of heterotopic bone formation after total hip arthroplasty: a prospective randomised study comparing postoperative radiation therapy with indomethacin medication. Arch Orthop Trauma Surg 119: 296–302
39. Kishkovskii AN, Dudarev AL (1983) Radiotherapy in the prevention of postoperative and traumatic complications. Med Radiol (Mosk) 28: 18–24
40. Klein G (1965) On treatment of postoperative parotitis. Z Ärztl Fortbild 59: 753–757
41. Leksell L (1951) Stereotaxic method and radiosurgery of the brain. Acta Chir Scand 102: 316–319
42. Lequerrière A (1936) Über die Röntgenbehandlung des Heuschnupfens. Strahlentherapie 57: 70–72
43. Lindner H, Freislederer R (1982) Langzeitergebnisse der Bestrahlung von degenerativen Skeletterkrankungen. Strahlentherapie, 158: 217–223
44. Loch WJ (1979) Radiation therapy of the nasopharynx: a 30 years view. Laryngoscope 89: 16–21
45. Loebell H (1948) Zur Röntgenbestrahlung der Tonsillen. Med Klin 4: 108
46. Lundar J (1951) Roentgen treatment of cervical spondylosis. Am J Roentgenol 66: 947–955
47. Maesawa S, Salame C, et al. (2001) Clinical outcome after stereotactic radiosurgery for idiopathic trigeminal neuralgia. J Neurosurg 94: 14–20
48. Maylin C, Sauvage JP, Baillet F, Chassagne D, Pierquin B (1976) Rendu-Osler disease treated by endonasal radiotherapy (evaluation of 62 cases). Ann Otolaryngol Chir Cervicofac 93: 95–102
49. Mazeron JJ, Desvaux P, Piedbois P, Peynegre R, Pierquin B (1990) Curietherapy of the Eustachian tube using Ir-192 in chronic otitis of tubal origin. Bull Cancer 77: 119–124
50. Mesnil de Rochemont R du (1937) Einführung in die Strahlenheilkunde – ein Lehrbuch für Studierende und Ärzte. Urban & Schwarzenberg, München, pp 176–179
51. Meyer H (1925) Lehrbuch der Strahlentherapie, Band 2. Urban & Schwarzenberg, München, S 419–421
52. Meyer-Langsdorff H (1958) Die Röntgentherapie der cervicalen Osteochondrose. Strahlentherapie 105: 397–404
53. Micke O, Seegenschmiedt MH, The German Working Group on Radiotherapy of Benign Diseases (2002) Consensus guidelines for radiation therapy of benign diseases: a multicenter approach in germany. Int J Radiat Oncol Biol Phys 52: 496–513
54. Nicol B, Regine F, et al. (2000) Gamma knife radiosurgery using 90 Gy for trigeminal neuralgia. J Neurosurg [Suppl 3] 93:152–154
55. Niemann F (1948) Röntgenbehandlung der Rhinitis vasomotorica. Strahlentherapie 77: 237–241
56. Nilsson OS, Persson PE (1999) Heterotopic bone formation after joint replacement. Curr Opin Rheumatol 11: 127–131
57. Oppenkowski R, Seegenschmiedt MH (2001) Strahlentherapie bei gutartigen Erkrankungen und Dysfunktionen der Speicheldrüsen – heute gesicherte Indikationen? In: Seegenschmiedt MH, Makoski HB (Hrsg) Radiotherapie bei gutartigen Erkrankungen. 15. Kolloquium Radioonkologie/Strahlentherapie, Essen 4.–5. Mai 2001. Diplodocus, Altenberge, S 105–115
58. Pannewitz G von (1933) Die Röntgentherapie der Arthrosis deformans. In: Holfelder H, Holthausen H, Jüngling O, Martius H, Schinz HR (Hrsg) Ergebnisse der medizinischen Strahlenforschung. Thieme, Leipzig, S 61–126
59. Pannewitz G von (1970) Osteochondrosis dorsi. In: Zuppinger A, Ruckensteiner E (Hrsg) Spezielle Strahlentherapie gutartiger Erkrankungen. Handbuch der Medizinischen Radiologie. Band XVII. Springer, Berlin Heidelberg New York, S 86–90
60. Pau H, Carney AS, Murty GE (2001) Hereditary haemorrhagic telangiectasia (Osler-Weber-Rendu syndrome): otorhinolaryngological manifestations. Clin Otolaryngol 26: 93–98
61. Pia HW, Tönnis W (1953) Diagnose und Therapie zervikaler Bandscheibenschäden. DMW 122: 1089–1093
62. Pizon P (1957) La roentgenthérapie des affections rhumatismales. Paris, Masson & Cie.
63. Pizzi G, Turcato G, Polico R, Busetto M, Antonello M, Princivalli M (1995) Brachytherapy of epistaxis in Rendu-Osler disease. Indications, technic, results. Radiol Med (Torino) 89: 861–864
64. Pohar S, Mazeron JJ, Ghilezan M, Le Bourgeois JP, Pierquin B (1993) Management of epistaxis in Rendu-Osler disease: is brachytherapy effective? Int J Radiat Oncol Biol Phys 27: 1073–1077
65. Pokorny L (1935) Erfahrungen bei der Behandlung des Heuschnupfens und der Rhinitis vasomotorica. Strahlentherapie 52: 656–659
66. Posner J, Glew C (2002) Neck pain. Ann Intern Med 136: 758–759

67. Regis J, Metellus P, et al. (1998) Effect of gamma knife on secondary trigeminal neuralgia. Stereotact Funct Neurosurg [Suppl 1] 70: 210–217
68. Reichel WS (1949) Die Röntgentherapie des Schmerzes. Strahlentherapie, 80: 483–534
69. Reid R, Cooke H (1999) Postoperative ionizing radiation in the management of heterotopic bone formation in the temporomandibular joint. Int J Oral Maxillofac Surg 57: 900–905
70. Robinson AC, Khoury GG, Robinson PM (1989) Role of irradiation in the suppression of parotid secretions. J Laryngol Otol 103: 594–595
71. Rossitto AF (1957) Pharyngeal lymphoid tissue in children. Roentgen Therapy of complications resulting from chronic infection. Ear Nose Throat J 36: 672–676
72. Royal HD (1996) Nasopharyngeal radium irradiation: fundamental considerations. Otolaryngol Head Neck Surg 115: 399–402
73. Schindel J, Markowicz H, Levie B (1968) Combined surgical-radiological treatment of parotid gland fistulae. J Laryngol Otol 82: 867–870
74. Schlungbaum W (1970) Die Strahlentherapie allergischer Krankheiten. In: Zuppinger A, Ruckensteiner E (Hrsg) Spezielle Strahlentherapie gutartiger Erkrankungen. Handbuch der Medizinischen Radiologie. Band XVII. Springer, Berlin Heidelberg New York, S 133–144
75. Schreus HT (1934) Weitere Ergebnisse der Röntgenbehandlung des Heufiebers. Strahlentherapie 50: 462–467
76. Schumann E, Keinert K (1968) Radiotherapy of acute parotitis, Vestn Rentgenol Radiol 43: 75–77
77: Schwartz HC, Kagan AR (1979) Zygomatico-coronoid ankylosis secondary to heterotopic bone formation: combined treatment by surgery and radiation therapy – a case report. J Maxillofac Surg 7: 158–61
78. Seegenschmiedt MH (2000) Thoughts about benign and not so benign diseases. BenigNews 1(1): 2
79. Seegenschmiedt MH, Keilholz L, Martus P, Goldmann A, Wolfel R, Henning F, Sauer R (1997) Prevention of heterotopic ossification about the hip: final results of two randomized trials in 410 patients using either preoperative or postoperative radiation therapy. Int J Radiat Oncol Biol Phys 39: 161–171
80. Seegenschmiedt MH, Katalinic A, Makoski HB, Haase W, Gademann G, Hassenstein E (1999) Radiotherapy of benign diseases: a pattern of care study in Germany. Strahlenther Onkol 175: 541–547
81. Seegenschmiedt MH, Katalinic A, Makoski HB, et al. (2000) Radiation therapy for benign diseases: patterns of care study in Germany. Int J Radiat Oncol Biol Phys 47: 195–202
82. Seegenschmiedt MH, Makoski HB, Haase W, Molls M (2000) Radiotherapy of non-malignant diseases: principles and recommendations. Röntgenpraxis 52: 371–377
83. Seegenschmiedt MH, Katalinic A, Makoski H, Haase W, Gademann G, Hassenstein E (2000) Int J Radiat Oncol Biol Phys 47: 195–202
84. Seegenschmiedt MH, Makoski HB, Micke O (2001) Radiation prophylaxis for heterotopic ossification about the hip joint – a multicenter study. Int J Radiat Oncol Biol Phys 51: 756–765
85. Seifert G, Miehlke A, Haubrich J, Chilla R (1984) Speicheldrüsenkrankheiten. Pathologie – Klinik – Therapie – Fazialischirurgie. Thieme, Stuttgart New York
86. Sokoloff N (1898) Röntgenstrahlen gegen Gelenkrheumatismus. Fortschr. Röntgenstr. 1: 209–213
87. Steffen C, Müller C, Stellamor K, Zeithofer J (1982) Influence of X-ray treatment on antigen-induced experimental arthritis. Ann Rheum Dis 41: 532–537
88. Thullen A (1970) Intratubal radiotherapy of Eustachian tube inflammation using Thullen's beta radiation strontium 90 tube applicator in chronic Eustachian tube and middle ear catarrhs. Monatsschr Ohrenheilkd Laryngorhinol 104: 303–308
89. Tsang I (2001) Rheumatology: 12. Pain in the neck. CMAJ 164: 1182–1187
90. Turcato G, Pizzi GB, Polico R, Antonello M, Busetto M (1996) Epistaxis in Rendu-Weber-Osler disease. The role of brachytherapy. Acta Otorhinolaryngol Ital 16: 513–516
91. Verduijn PG, Hayes RB, Looman C, Habbema JD, van der Maas PJ (1989) Mortality after nasopharyngeal radium irradiation for eustachian tube dysfunction. Ann Otol Rhinol Laryngol 98: 839–844
92. Weiss HA, Darby SC, Doll R (1994) Cancer mortality following X-ray treatment for ankylosing spondylitis. Int J Cancer 59: 327–338

Fragensammlung zur Selbstkontrolle

Zusammengestellt von E. Biesinger

Zur Beachtung: Es können mehrere der angebotenen Lösungen oder auch gar keine richtig sein.

1. **Welche der folgenden Aussagen sind richtig:**
   a) Die Strahlentherapie kommt nur bei bösartigen Erkrankungen in Betracht.
   b) Die Strahlendosis bei der Bestrahlung gutartiger Erkrankungen ist wesentlich höher als bei der Bestrahlung bösartiger Erkrankungen.
   c) Eine Strahlentherapie führt immer zu erhöhtem Risiko von sekundären Malignomen (z. B. Leukämie).
   d) Die Schmerzbestrahlung von degenerativen Skelettveränderungen stellt die Domäne der Strahlentherapie gutartiger Erkrankungen dar.

2. **Indikationen zur Strahlentherapie gutartiger Erkrankungen sind z. B.:**
   a) chronische Sinusitis
   b) Pseudotumor orbitae
   c) Induratio penis plastica
   d) chronische Tonsillitis

3. **Überprüfen Sie die folgende Aussage:** Linearbeschleuniger werden heute für alle Bestrahlungen eingesetzt, da sie eine ausreichende Tiefenwirkung haben.

4. **Unter Brachytherapie versteht man:**
   a) eine besondere Krankengymnastik im Bereich der Arme
   b) eine langsame Bestrahlung des Tumorgebietes im mehreren Fraktionen
   c) die Bestrahlung gutartiger Tumoren
   d) die Einbringung von radioaktiven Nukliden in präformierte Körperhöhlen, z. B. beim Afterloading

5. **Sinnvolle Strahlenschutzmaßnahmen sind:**
   a) Wahl der kleinsten wirksamen Einzel- und Gesamtdosis
   b) Berechnung des Zielvolumens und Nutzen von mehren Strahlungsfeldern
   c) Benutzung von individuellen bzw. standardisierten Bleiabsorbern im Strahlenfeld
   d) Wahl des geeigneten Bestrahlungsgerätes

6. **Die positive Wirkung einer Schmerzbestrahlung bei degenerativ-entzündlichen Skeletterkrankungen wird erklärt durch:**
   a) Perfusionstheorie
   b) zelluläre fermentative Theorie
   c) neuroregulatorische Theorie
   d) nutritive Therorie

7. **Im Kopf-Hals-Bereich kommen heute folgende Krankheitsbilder als Indikationen zur Bestrahlung in Frage:**
   a) Tonsillenhyperplasie
   b) hyperplastische Adenoide
   c) senile Epistaxis
   d) chronische Tubenfunktionsstörung
   e) Hyposalivation

8. **Überprüfen Sie folgende Aussagen auf ihre Richtigkeit:**
   a) Der Einsatz der Strahlentherapie zur Ossifikationsprophylaxe hat sich an verschiedenen Gelenken oder als Folge von Polytraumen bewährt.
   b) Das Risiko einer hetereotropen Ossifikation lässt sich mit Hilfe einer prophylaktischen Strahlentherapie deutlich senken.
   c) Die postoperative Strahlentherapie zur Verhinderung von Ossifikationen sollte möglichst rasch erfolgen.

d) Die Schmerzbestrahlung im Bereich der Wirbelsäule ist wirksam, jedoch möglicherweise mit einer erhöhten Inzidenz von Sekundärmalignomen behaftet

9. Die Innervation des Kopf-Hals-Bereichs:

a) erfolgt nur über die Hirnnerven
b) hat eine Vielzahl von Verbindungen zur Halswirbelsäule
c) wird gelegentlich beeinflusst durch funktionelle und strukturelle Veränderungen an der Halswirbelsäule

10. Die Afferenzen aus der Halswirbeläule:

a) haben direkten ungefilterten Zugang zu vestibulospinalen Neuronen des Vestibulariskerngebiets
b) gelangen am meisten über die Spinalnerven C2 und C3 zu den zentralen Nervenkerngebieten
c) stellen die funktionell-anatomische Grundlage für den Halsteil des Gleichgewichtsapparates dar
d) können Hörstürze (sogenannter akustischer Unfall nach Bönninghaus) auslösen

11. Als mögliche Ursachen von Beschwerden an der Wirbelsäule werden angegeben:

a) angeborene oder erworbene Veränderungen der Wirbelsäule
b) entzündliche Veränderungen der Wirbelgelenke
c) vegetative Störungen
d) psychische Störungen

12. Überprüfen Sie folgende zwei Aussagen:

Die Halswirbelsäule gliedert sich in Funktionsbereiche, weil die HWS eine einheitliche anatomische Struktur aufweist.

13. Überprüfen Sie folgende Aussagen über die Physiotherapie:

a) Die Physiotherapie beinhaltet stets standardisierte Abfolge von Übungen,
b) nimmt auf das Bewegungssystem des Menschen Einfluss,
c) nimmt auf innere Organe Einfluss,
d) nimmt auf das Verhalten und Erleben Einfluss.

14. Überprüfen Sie folgende Aussagen über die funktionelle Bewegungslehre:

a) Sie beinhaltet hauptsächlich Massage als Grundbehandlung.
b) Sie hat als Grundkonzept die Analyse und Korrektur des Haltungsapparates.
c) Sie ist eine besondere Art der Sporttherapie.
d) Sie schult die Wahrnehmung von Spannung und Entspannung von Körperabschnitten.

15. Prüfen Sie die Aussagen über die propriozeptive neuromuskuläre Fazilitation (PNF):

a) Es handelt sich um eine rein statische Arbeit am Menschen.
b) Sie berücksichtigt funktionelle Bewegungsmuster.
c) Sie arbeitet mit Techniken wie Druck, Zug und Dehnung oder Widerstand.
d) Sie ist eine spezielle Art der Bindegewebsmassage.

16. Das Brügger-Konzept:

a) berücksichtigt nozizeptive Regelkreise
b) lässt statische Gesichtspunkte der Körperhaltung außer Acht
c) ist kein anerkanntes physiotherapeutisches Verfahren
d) hat die Wiederherstellung der aufrechten Körperhaltung als Grundkonzept

17. Die Spiraldynamik:

a) ist ein anatomisch-funktionell begründetes Konzept menschlicher Bewegungskoordination
b) ist ein ideales Konzept zur Vermittlung von Eigenübungen
c) beinhaltet detonisierende Weichteiltechniken
d) schult die Körperwahrnehmung

18. Die manuelle Therapie:

a) beinhaltet Traktion
b) beinhaltet Manipulation
c) beinhaltet Mobilisation
d) ist auch in den Therapiekonzepten von Cyriax und Maitland verwirklicht

19. Die Osteopathie und kraniosakrale Therapie:

a) sind bislang in Deutschland noch nicht anerkannte Therapieverfahren
b) werden in den USA als Studium gelehrt
c) berücksichtigen neben dem muskuloskelettalen System auch das viszerale System des Körperinneren
d) berücksichtigt Pulsationen des Schädelinneren

20. Beschleunigungsverletzungen der HWS:

a) sind ein seltenes Ereignis
b) haben eine Inzidenz von ca. 190 Personen pro 100 000 Einwohner
c) führen selten zu strukturellen Verletzungen der HWS
d) müssen meistens durch Ruhigstellung behandelt werden

21. Die Quebec-Task-Force-Einteilung:

a) wird zur Klassifikation der Verletzungsstrukturen nach HWS-Schleudertrauma verwandt
b) berücksichtigt klinische Befunde und subjektive Klagen
c) ist der Klassifikation nach Erdmann überlegen
d) gilt als der heutige Standart bei der Beurteilung nach Distorsionsverletzungen der HWS

22. Zervikoenzephale Symptome:

a) lassen sich gut einordnen und verifizieren durch objektive Parameter
b) werden häufig von Schwindel begleitet
c) beruhen fast immer auf Durchblutungsstörungen der A. vertebralis
d) können letztendlich durch nuklearmedizinische Verfahren wie Spect und PET belegt werden

23. Eine Chronifizierung von Beschwerden nach HWS-Distorsionstrauma kann vermieden werden durch:

a) richtige Patientenaufklärung durch den erstbehandelnden Arzt oder Therapeuten
b) durch eine längerfristige Ruhigstellung der HWS mittels Stanzer-Krawatte
c) durch Anlernen zur eigenen Übungsbehandlung mit individuellen Übungen
d) durch wohldosierte und zum richtigen Zeitpunkt angesetzte Physiotherapie

24. Als Anlagestörungen gelten z.B.

a) Hypoplasien der Wirbelkörper
b) Atlasassimilation
c) Klippel-Feil-Syndrom
d) Halsrippe
e) Osteochondrose

▶ 25. Folgende orthopädische Erkrankungen gehen mit Symptomen im HNO-Gebiet einher:
a) Klippel-Feil-Syndrom
b) Atlasassimilation
c) Brachialgie
d) Zervikoenzephales Syndrom

▶ 26. Haltungsfehler und Fehlstatiken werden diagnostiziert:
a) unter manualtherapeutischen Gesichtspunkten
b) mittels MRT
c) mittels Optrimetrie
d) durch Szintigraphie

▶ 27. Das Fibromyalgiesyndrom (FMS):
a) wird auch als Weichteilrheuma bezeichnet
b) ist ein chronifiziertes Schmerzsyndrom
c) ist ausschließlich psychosomatischer Genese
d) wird wahrscheinlich durch Veränderung der Schmerzregelsysteme im Gehirn verursacht

▶ 28. Orthopädische Krankheitsbilder mit immunologischer Ursache sind:
a) Polymyalgia rheumatica
b) rheumatoide Arthritis
c) Bechterew-Strümpell-Marie-Krankheit
d) Bandscheibenvorfall

▶ 29. Das Zervikoenzephale Syndrom:
a) ist häufig degenerativen Ursprungs
b) geht oft einher mit Tinnitus, Schwindel und Zephalgien
c) lässt sich sehr leicht von anderen HNO-ärztlichen Krankheitsbildern unterscheiden
d) ist rein psychischen Ursprungs

▶ 30. Operative Maßnahmen bei Bandscheibenproblematiken können sein:
a) Nukleotomien
b) Kathetertechniken nach Racz
c) Spondylodesen
d) Nagelosteosynthese

▶ 31. Neuere Diagnostikverfahren im Fachgebiet der Orthopädie sind:
a) manualtherapeutische Untersuchung
b) Oberflächen-EMG
c) Optrimetrie-Verfahren
d) Röntgen in 4 Ebenen

▶ 32. Die Mesotherapie
a) ist eine spezielle Bindegewebsmassage
b) ist eine spezielle Injektionstechnik
c) verwendet oft Medikamentenmischungen
d) ist nicht kassenärztlich abrechenbar

▶ 33. Die Heilmittelrichtlinien regeln:
a) die Indikationen, bei denen Heilmittel verordnungsfähig sind
b) die Art der verordnungsfähigen Heilmittel
c) die Menge der verordnungsfähigen Heilmittel
d) die Besonderheiten bei Wiederholungsverordnungen

▶ 34. Heilmittel sind nach Maßgabe des Kataloges verordnungsfähig als:
a) Erstverordnung
b) Folgeverordnung
c) Langfristverordnung
d) Es können mehrere Rezepte hintereinander ausgestellt werden

▶ 35. Die standardisierte Heilmittelkombination (D1 od. D2) beinhaltet:
a) Wärmeanwendungen
b) ambulante Reha
c) Elektrotherapie
d) chiropraktische Manipulation

36. Bei der Verordnung von Physiotherapie:

a) kann man maximal 2 Heilmittel verordnen

b) kann alternativ eine standardisierte Heilmittelkombination (D) gewählt werden

c) kann zusätzlich zur standardisierten Heilmittelkombination ein weiteres Einzelheilmittel der physikalischen Therapie hinzu verordnet werden

d) kann gleichzeitig eine Verordnung in der physikalischen Therapie, der Stimm-, Sprech- und Sprachtherapie und Ergotherapie bei entsprechender Indikation verordnet werden

37. Die Ausführung einer Heilmittelbehandlung

a) muss bei physikalischer Therapie innerhalb von 10 Tagen nach Ausstellung der Verordnung erfolgen

b) muss bei Verordnung von Stimm-, Sprech- und Sprachtherapie innerhalb von 6 Wochen erfolgen

c) kann auch längere Pausen von mehr als 14 Tagen beinhalten

d) muss einen Bericht des Therapeuten nach sich ziehen

1. c; d richtig
2. b; c richtig
3. beide Aussagen falsch
4. d richtig
5. alle richtig
6. a; b; c richtig
7. c, d, e richtig
8. alle richtig
9. b; c richtig
10. alle richtig
11. alle richtig
12. erste Aussage richtig; zweite Aussage falsch
13. b; c; d richtig
14. b; d richtig
15. b; c richtig
16. a; d richtig
17. alle richtig
18. alle richtig
19. alle richtig
20. b; c richtig
21. alle richtig
22. B richtig
23. a; c; d richtig
24. a, b, c, d richtig
25. a; b; d richtig
26. a; b; c richtig
27. a; b; d richtig
28. a; b; c richtig
29. b richtig
30. a; b; c richtig
31. b; c richtig
32. b; c; d richtig
33. alle richtig
34. a; b; c richtig
35. a; c richtig
36. a; b; d richtig
37. a, d richtig

Sachverzeichnis

A

B

C

D

E

F

G

H

I

K

L

M

N

O

P

Q

R

S

T

U

V

W

Z